脾胃科诊疗要略

一个名老中医半个世纪的经验总结

石志乔　编著

北京大学医学出版社

PIWEIKE ZHENLIAO YAOLÜE YIGE MINGLAO
ZHONGYI BANGE SHIJI DE JINGYAN ZONGJIE

图书在版编目（CIP）数据

脾胃科诊疗要略：一个名老中医半个世纪的经验总结 / 石志乔编著. —北京：北京大学医学出版社，2017.8

ISBN 978-7-5659-1597-0

Ⅰ. ①脾… Ⅱ. ①石… Ⅲ. ①脾胃病—中医临床—经验—中国—现代 Ⅳ. ① R256.3

中国版本图书馆 CIP 数据核字（2017）第 092911 号

脾胃科诊疗要略——一个名老中医半个世纪的经验总结

编　　著：石志乔
出版发行：北京大学医学出版社
地　　址：（100191）北京市海淀区学院路 38 号　北京大学医学部院内
电　　话：发行部 010-82802230；图书邮购 010-82802495
网　　址：http://www.pumpress.com.cn
E-mail：booksale@bjmu.edu.cn
印　　刷：中煤（北京）印务有限公司
经　　销：新华书店
责任编辑：靳新强　法振鹏　　责任校对：金彤文　　责任印制：李　啸
开　　本：710mm×1000mm　1/16　　印张：7.5　　字数：119 千字
版　　次：2017 年 8 月第 1 版　2017 年 8 月第 1 次印刷
书　　号：ISBN 978-7-5659-1597-0
定　　价：30.00 元

作者简介

石志乔，男，1943年12月生。江苏省泗阳县刘集乡石圩村人。1964年7月考入第二军医大学，同时入伍，1968年10月毕业实习，期满后，历任住院中医师，副主任中医师，至1998年晋升为主任中医师，2002年被评为江苏省名中医。

幼承家学，酷爱中医，从小学到大学，学习中医的热情十几年如一日。工作以后，学理论、勤实践，学习热情更高、更扎实，渐渐地有了启迪，有了收获，乃以奉献社会、传薪播火为己任，注意积累经验，总结提高，陆续撰写并发表医药学术论文20余篇，出版医学专著两部：《老中医经方歌括译释》（2013年）和《好学易记中医儿科学证方歌括》（2015年），两书均由人民军医出版社出版发行。

退休后的十几年，先后被泗阳县人民医院和泗阳县中医院聘用，仍然保持医疗战线普通一兵本色，继续为父老乡亲诊疾疗伤治未病，此期间，常怀"知识不保守，经验不带走"之心，笔耕不辍，又发表数篇医学论文并撰写本书，奉献平生所得。此书虽然不见经传，但我已尽力了。

"老牛亦解韶光贵，不待扬鞭自奋蹄。"独钟斯语。

前　言

　　医圣张仲景非常经典的论述"见肝之病，知肝传脾，当先实脾"被众多医家和养生家奉为圭臬。金元四大家中的补土派旗手李东垣有言："内伤脾胃，百病由生。""善治病者，惟在调和脾胃。"明末清初中医大家李中梓形象地比喻说："胃气犹兵家之饷道也，饷道一绝，万众立散，胃气一败，百药难施。"明代医家张景岳系补肾派代表，连他都强调："能治脾胃，而使食进胃强，即所以安五脏也。"古圣今贤中，重视脾胃，强调调理脾胃之医家及其言论俯拾皆是，不胜枚举。

　　余自幼习医，行医五十年，深受脾胃学派之影响，对脾胃学说的认知逐步提高，重视脾胃和调理脾胃的学术思想早已融入全部的行医生涯中，深知脾胃居中焦属土，土能调和五脏六腑。如果说脏腑学说是中医理论体系重点的话，那么脾胃学说应是重点之重点。因此，每次诊病，必看胃气之有无、强弱，处方用药时时顾护脾胃，有时治某些慢性病时，甚至迳治脾胃。在脾胃科日久天长，渐渐地有了一些积累，终成书稿。该书虽不是神授仙传，用于临床并不能像上工那样有十全九之效，但也不致延误病情，更不会误人性命，倘能有十全六七之效，余心愿亦足矣。故不揣浅陋，毫不犹豫、毫不保留地将平生所得编撰成书，取名《脾胃科诊疗要略》，旨在方便后人查阅检索，用简单切用之法解决一些脾胃科临床实际问题。

　　是书分为五部分：

　　第一部分是脾胃科常见症状临证心法。在每一症状项下，又分为临证心法和辨证施治两部分，前者侧重于辨证，后者侧重于施治，前后互相呼应，互为补充，相得益彰。

　　第二部分是脾胃科常见证候证治准绳。在每一证候项下，又分主要症状、病机、治法、方药几部分，皆选用公认的描述，是基本定型的。接下来的灵活运用部分，则是笔者临床所悟、日积月累的心得体会，有些是个人独到的见解。

第三部分是脾胃科常见疾病诊疗要略。在每一个疾病项下，都有中西医双重诊断，中西医两个诊断标准，有病因、病机、病理的概述，有鉴别诊断（包括类病鉴别和类证鉴别），有辨证施治（包括主症、次症、治法、方药），最后，每一种疾病都有运用基本方加减治疗本病的经验，包括方名及药物组成、方义、加减和体会，其中的加减体会都是活法，是来自实践又被实践证明了的，可以放胆验证使用。

第四部分是验案举隅，精选七个疗效显著的常见多发病，详细记录了诊治全过程，后加按语，从平常的诊疗过程中提炼出精华，画龙点睛，授人以渔。

第五部分是临床研究。选取笔者曾经公开发表过的与脾胃科相关的学术论文七篇。在这些论文中，有些医疗术语的表达比较陈旧，但尊重当时的现实，仍保留原貌，未予修改，特此说明。

限于本人水平，书中难免出现疏漏，甚至谬误之笔，恳请同道勿吝赐教。先此致谢。

石志乔

2017 年 8 月

目　　录

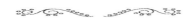

脾胃科常见症状临证心法

（一）胃痛

1．临证心法

胃痛者，胃脘痛也，古称心痛，有九类：虫、疰、风、悸、饮、食、寒、热、去来痛。

诊治胃痛，首辨虚实，次辨寒热，再分气血，更看兼挟，例如兼挟肝胆脾肠，寒湿湿热，积滞痰饮等，不胜罗列。

大抵痛势徐缓，痛位可移，喜按脉虚者，虚证无疑；

假如痛势剧烈，痛处不移，拒按脉盛者，实证可知。

凡胃痛骤起，遇寒则剧，得温痛减者属寒（证），当以热药祛之；

而胃脘灼痛，遇热痛增，喜凉拒按者为热（证），寒凉之药当施。

看病期：久病入血，初痛在气。

在血者，痛位不移，痛如针刺，痛有定时，呕血或黑便，舌斑（点）暗紫。

在气者，需辨虚滞：

气虚痛必兼饮食减少，食后腹胀，大便溏稀，面色乏华，舌淡脉细。

气滞痛多与情志相系，脘胁胀满，痛位游移，常喜叹息，更喜排气。

2．辨证施治

（1）寒邪客胃

证候：胃痛暴作，恶寒喜暖，得温痛减，遇寒加重，口淡不渴，或喜热饮，舌淡，苔薄白，脉弦紧。

治法：温胃散寒，行气止痛。

方药：良附丸加味。药如：高良姜、吴茱萸、香附、乌药、陈皮、木香。

（2）饮食伤胃

证候：胃脘疼痛，胀满拒按，嗳腐吞酸，或呕吐不消化食物，其味腐臭，吐后痛减，不思饮食，大便不爽，得矢气或便后稍舒，舌苔厚腻，脉滑。

治法：消食导滞，和胃止痛。

方药：保和丸加减。药如：神曲、山楂、莱菔子、茯苓、半夏、陈皮、连翘。如伤食不久且痛剧，进食欲呕，可用吐法，甚捷。

（3）肝气犯胃

证候：胃脘胀痛，痛连两胁，食欲减退，遇烦恼则痛作或痛甚，嗳气或矢气则舒，胸闷，喜长叹息，大便不畅，舌苔薄白，脉弦。

治法：疏肝解郁，理气止痛。

方药：柴胡疏肝散合平胃散加减。药如：柴胡、芍药、川芎、郁金、香附、陈皮、枳壳、佛手、甘草、苍术、木香、元胡。

（4）脾胃湿热

证候：胃脘胀满，灼热疼痛，痛势急迫，脘闷，口干口苦，口渴而不欲饮，身重疲倦，纳呆，恶心，小便色黄，大便不畅，舌质红，舌苔黄腻或白腻，脉弦滑数。

治法：清热化湿，理气和胃。

方药：清中汤加减。药如：黄连、栀子、半夏、茯苓、草豆蔻、陈皮、甘草。

（5）瘀血停胃

证候：胃脘疼痛，如针刺，似刀割，痛有定处，按之痛甚，痛势持久，食后加剧，入夜尤甚，或见吐血，或见黑便，舌质紫暗或有瘀斑，脉弦涩。

治法：化瘀通络，理气和胃。

方药：失笑散合丹参饮加减。药如：蒲黄、五灵脂、丹参、檀香、砂仁、赤芍、白芍、当归、木香、甘草、白及、三七。

（6）胃阴不足

证候：胃脘隐隐灼痛，似饥不欲食，口燥咽干，五心烦热，消瘦乏力，口渴思饮，大便干结，舌无苔少津，脉细弦数。

治法：养阴益胃，和中止痛。

方药：一贯煎合芍药甘草汤加减。药如：沙参、麦冬、生地、枸杞、当归、川楝子、白芍、甘草。

（7）脾胃虚寒

证候：胃痛隐隐，绵绵不休，喜温喜按，遇冷加重，空腹痛甚，得食则缓，劳累或受凉后发作或加重，泛吐清水，神疲纳呆，四肢倦怠，手足不温，大便溏薄，舌淡，苔白，脉虚弱或迟缓。

治法：温中健脾，和胃止痛。

方药：黄芪建中汤加减。药如：黄芪、桂枝、生姜、白芍、炙甘草、饴糖、大枣。

（二）呕吐

1. 临证心法

有声有物谓之呕，无声有物谓之吐，有声无物是干呕，三者合称为呕吐。古时"呃逆"亦称"哕"，"恶心"亦可称"泛恶"，泛溢清涎或酸水，心中欲吐却难出；"朝食暮吐"名"反胃"；"水逆"（多为）蓄水（水）入则吐；还有"嗳气"亦称"噫"，声微偏与"呃逆"殊；名称虽是不相同，胃气上逆走一途。

临证需辨实和虚，寒热食湿滞与瘀。

实证呕吐，有外感、食滞、痰饮、肝郁之分，四证发病急，病程短。

虚证呕吐，有气虚、阳虚、阴虚之别，三型发病慢，病势缓。

呕苦为邪在胆，吐酸知火入肝。

呕吐挟寒则喜热恶寒，肢冷脉小兼见；呕吐挟热则喜冷恶热，燥渴脉洪共参。

朝食暮吐者属寒，或幽门之处有梗阻；食入即吐者属热，或食管肿瘤需排除。

若呕吐与胀满同在，多属气滞有余；呕吐与脘痛共存，且有定时发作者，常为久病血瘀；呕涎液清水者，多由痰饮为患；呕吐脓血者，常是病菌病毒作乱。

2．辨证施治

呕吐分虚实两大类：

实证呕吐

（1）外邪犯胃

证候：突然呕吐，或吐黄水，胸脘满闷，多兼恶寒发热，头身疼痛，舌苔薄白或黄，脉浮。

治法：疏解表邪，芳香化浊。

方药：藿香正气散加减。药如：藿香、苏叶、厚朴、陈皮、半夏、白芷、茯苓、大腹皮、生姜。

（2）痰饮内阻

证候：呕吐清水或痰涎，脘闷少食，或有头眩心悸，苔白腻，脉滑。

治法：温化痰饮，和胃降逆。

方药：苓桂术甘汤合二陈汤加减。药如：姜半夏、陈皮、白术、茯苓、桂枝、生姜。

（3）肝气犯胃

证候：呕吐吞酸，嗳气频繁，胸胁胀满，舌红，舌苔薄白，脉弦。

治法：疏肝理气，和胃止呕。

方药：四七汤加减。药如：苏梗、香附、陈皮、姜半夏、茯苓、生姜、厚朴。

（4）食滞伤胃

证候：呕吐酸腐食物，嗳气厌食，脘腹胀满，吐后脘舒，大便或溏或结，舌苔厚腻，脉滑。

治法：消食导滞，和胃降逆。

方药：保和丸加减。药如：半夏、茯苓、陈皮、焦山楂、神曲、莱菔子、麦芽、厚朴。

虚证呕吐

（1）脾胃气虚

证候：恶心呕吐，食入难化，食欲不振，脘部痞闷，大便不畅，舌苔白滑，脉虚弦。

治法：

健脾益气，和胃降逆。

方药：香砂六君子汤加减。药如：党参、茯苓、白术、甘草、半夏、陈皮、木香、砂仁。

（2）脾胃阳虚

证候：饮食稍多即吐，时作时止，面色㿠白，倦怠乏力，喜暖恶寒，四肢不温，口干不欲饮。大便溏薄，舌质淡，脉濡弱。

治法：温中健脾，和胃降逆。

方药：理中汤加减。药如：人参、白术、干姜、炙甘草、陈皮、半夏、吴茱萸。

（3）胃阴不足

证候：呕吐反复发作，或时作干呕，似饥不欲食，口燥咽干，舌红无苔少津，脉细数。

治法：滋养胃阴，降逆止呕。

方药：麦冬汤加减。药如：太子参、麦冬、粳米、甘草、半夏、大枣、花粉、玉竹、石斛、竹茹、枇杷叶。

（三）呃逆

1．临证心法

呃逆之症，"哕"声相似，声短而频，不能自制。

若属生理，不需医治。若是病理呃逆，当分寒热虚实。

热呃者，呃声响亮，乍止乍作，便坚燥渴，舌红脉数；

寒呃者，饮寒呃加，得热呃减，大便溏软，苔润脉缓；

虚呃者，气不续接，呃声低怯，腹胀纳减，脉弱代结；

痰呃者，饮冷而发，影响呼吸，胸膈满闷，脉滑有力；

食呃者，进食呃剧，或夹酸腐，脘腹胀满，或泻或吐；

瘀呃者，心胸刺痛，水入即呃，大便溏黑，脉芤沉涩；瘀呃挟热者，饮热即呃；瘀呃挟寒者，饮冷即呃。

更知暴病闻呃，非火逆，即寒逆，或为实邪阻隔之疾。

久病闻呃非吉兆，脾胃败绝难用药。倘若额上汗出，呃声不绝，预示大难临到。

2．辨证施治

（1）胃寒

证候：证见呃逆，饮水则呃剧，伴恶寒脉迟，大便溏软，或往来寒热，或四肢厥冷。

治法：祛寒和胃。

方药：丁香散加味。药如：丁香、柿蒂、柴胡、陈皮、半夏、生姜或干姜、茯苓、甘草。

（2）胃热

证候：证见呃声响亮，形气不虚，兼见口苦而渴，胸膈烦闷，腹满或大便坚实，或小便闭涩。

治法：清热和胃。

方药：竹叶石膏汤合泻心汤加减。药如：黄芩、黄连、竹茹、陈皮、石斛、麦冬、茯苓、枇杷叶、石膏、白芍、粳米、甘草、半夏、竹叶、大黄、芒硝、滑石、木通。

（3）胃阴虚

证候：证见呃声短促而不连续，兼见口干咽燥，烦躁不安，不思饮食，或食后饱胀，大便干结，舌红苔少而干，脉细数。

治法：生津养胃。

方药：益胃汤加减。药如：沙参、麦冬、玉竹、生地、枇杷叶、柿蒂。

（4）脾胃虚寒

证候：证见呃声低怯，甚至连续数十声难以稍息，兼见食欲减退，四肢困倦，腹胀，大便溏泄，小便清长，脉弱无力，或结代。

治法：温中降逆。

方药：理中汤合香砂六君子汤加减。药如：吴茱萸、人参、生姜、大枣、当归、白术、黄芪、陈皮、甘草、干姜、肉桂、丁香、木香、砂仁、姜半夏。

（5）食停中焦

证候：证见呃声有力，或有酸腐之味随呃而出，伴嗳腐吞酸，脘腹胀满，呕吐，或泻利不爽。

治法：消食导滞。

方药：保和丸加减。药如：半夏、陈皮、茯苓、甘草、竹茹、枳实、山楂、神曲、麦芽、鸡内金、莱菔子。

（6）痰饮停蓄

证候：证见呃逆，多因饮冷而发，兼见胸膈痞闷，心下悸动，恶寒，便滑，喘咳，舌胖苔润，脉滑。

治法：顺气涤痰。

方药：涤痰汤加减。药如：半夏、陈皮、茯苓、甘草、姜汁、竹沥、乌药、木香。

（7）瘀血阻滞

证候：证见呃逆。每因饮热汤或饮椒、姜汤而作，或因饮冷而作，兼见背微恶寒，目睛微黄，手足微冷，大便溏黑。此类呃逆，并非纯属瘀血，饮热而呃者多属火热夹瘀，饮冷而作者多属寒逆夹瘀。

治法：散血消瘀。

方药：寒瘀用丁香散，热瘀用泻心汤，均要加入韭汁、桃仁、丹皮、茜草之类。

（四）痞满

1. 临证心法

痞满之病，不是痞块。自觉胸膈胀满，心下痞塞，按之柔软无痛，外观没有形态。

痞满成因：感受外邪、内伤饮食、情志不谐，致使脾虚失运、痰湿成灾、寒热错杂、升降障碍。

首辨虚实：大抵久病多虚，初病多实；腹满时减，喜按者属虚，反之属实；食少而大便溏者为虚，反之为实；无滞者为虚，有滞者为实（如气滞、食滞）；无外邪者属虚，如脾胃虚、胃阴虚，有外邪者为实，如痰湿、湿热。

次辨寒热：应晓脘腹喜热，喜热饮食，不渴便溏者，寒痞是则；该知胸脘灼热，喜冷饮食，口渴心烦者，热痞属实。还有心下痞满而不痛，伴肠鸣呕吐下利者，当是寒热错杂之客。

2. 辨证施治

（1）饮食积滞

证候：脘腹痞满胀闷，进食加剧，拒按，嗳腐吞酸，恶食，呕吐，或大便不调，矢气频作且臭如败卵，苔厚腻，脉滑。

治法：消食和胃，行气消痞。

方药：保和丸加减。药如：山楂、神曲、莱菔子、半夏、陈皮、茯苓、连翘。

（2）痰浊中阻

证候：脘腹痞塞不舒，胸膈满闷，头晕目眩，身重困倦，呕恶纳呆，口淡不渴，小便不利，苔白厚腻，脉沉滑。

治法：除湿化痰，理气和中。

方药：二陈汤加减。药如：制半夏、苍术、藿香、陈皮、厚朴、茯苓、甘草。

（3）脾胃湿热

证候：脘腹痞闷，或嘈杂不舒，恶心呕吐，口干不欲饮，口苦纳少，舌红，苔黄腻，脉滑数。

治法：清热化湿，和胃消痞。

方药：泻心汤合连朴饮加减。药如：大黄、黄连、黄芩、厚朴、石菖蒲、半夏、芦根、栀子、淡豆豉。

（4）肝胃不和

证候：脘腹痞闷，胸胁胀满，心烦易怒，善太息，呕恶嗳气，或吐苦水，大便不爽，舌淡红，苔薄白，脉弦。

治法：疏肝解郁，和胃消痞。

方药：越鞠丸合枳术丸加减。药如：香附、川芎、苍术、神曲、栀子、枳实、白术、荷叶。

（5）脾胃虚弱

证候：脘腹满闷，时轻时重，喜温喜按，纳呆便溏，神疲乏力，少气懒言，语声低微，舌质淡，苔薄白，脉细弱。

治法：补气健脾，升清降浊。

方药：补中益气汤加减。药如：黄芪、党参、白术、炙甘草、升麻、柴胡、当归、陈皮。

（6）胃阴不足

证候：脘腹痞闷、嘈杂，饥不欲食，恶心嗳气，口燥咽干，大便秘结，舌红少苔，脉细数。

治法：养阴益胃，调中消痞。

方药：益胃汤加减。药如：生地、麦冬、沙参、玉竹、香橼。

（7）寒热错杂

证候：心下痞满而不痛，按之濡，肠鸣，呕吐，下利，舌苔薄黄而腻，脉弦数。

治法：苦降辛开，调和胃肠。

方药：半夏泻心汤加减。药如：半夏、黄芩、黄连、人参、甘草、大枣、干姜。

（五）腹痛

1．临证心法

腹痛之辨，一是病位要定，二是性质需明，三是缓急分清，四是时间病因。

一辨病位

横膈以下到耻骨毛际以上为腹，横膈以下到脐上称大腹，胃脘（指胃的内脏）在大腹部，但习惯上将胃脘与腹分开研究。脐以下至耻骨为小腹，脐下两旁为少腹，脐上两旁为胁腹。

大腹脾胃（病）胁少肝（胆病），小腹膀胱大小肠（病）。绕脐痛属湿寒虫，外科肠结与肠痈。就是说，大腹痛多为脾胃病证；胁腹或少腹多属肝经病证；小腹痛多属膀胱及大小肠病证；而绕脐痛，多属脾脏寒湿或虫积；如肠间气结，腹中剧痛，甚则腹胀，大便不通，矢气全无，属肠结病（肠梗阻）；右少腹痛或反跳痛，拒按，得温痛甚者为肠痈。

二辨性质

寒痛者，疼痛暴作，拘急坚满，遇冷痛剧，痛无间缓，得热痛减；

热痛者，痛在脐腹，痛处热感，或伴便秘，时重时缓，得凉痛减；

气滞者，攻冲作痛，痛位移动，时轻时重，嗳气矢气，立觉舒松；

血瘀者，刺痛拒按，痛位不移，痛无休止，夜痛不已，脉涩舌紫；

伤食者，嗳腐吞酸，脘腹胀痛，嗳气稍松，痛甚欲便，通则不痛。

三看缓急

大抵暴病多实，腹胀，呃逆，拒按；久痛多虚，痛势绵绵，喜揉喜按。

凡突然发病，腹痛较剧，伴随症状明显者，多因外感时邪，饮食不节，蛔虫内扰引起，属急性腹痛。

凡发病缓慢，腹痛绵绵，病程迁延日久者，常由内伤情志，脏腑虚弱，气血不足所致，属慢性腹痛。

四察发病时间和原因

如胃脘先痛而后入腹，多为暴伤饮食；

若两胁先痛而后入腹，先由肝气不适；

伤于寒者，痛无间歇，畏寒喜热；

伤于热者，痛有间歇，喜凉恶热；

因饥而痛者，过饥则痛，得食即缓；

因食而痛者，多食则痛，得便乃安；

痰郁中焦者，多伴呕恶吞酸；

气搏中州者，常见嗳呃痞满；

火痛者，肠内雷鸣，痛处觉热，口渴心烦；

虫痛者，腹大青筋，痛必吐水，痛定能餐；

气虚痛者，痛必喜按，呼吸短浅；

血瘀痛者，痛如锥刺，牵引不安。

2．辨证施治

（1）寒邪内阻

证候：腹痛拘急，遇寒痛甚，得温痛减，口淡不渴，形寒肢冷，小便清长，大便溏稀或秘结，舌淡，苔白腻，脉沉紧。

治法：温中散寒，理气止痛。

方药：良附丸合正气天香散加减。药如：高良姜、干姜、紫苏、乌药、香附、陈皮。

（2）湿热壅滞

证候：腹痛拒按，烦渴引饮，大便秘结或溏滞不爽，潮热汗出，小便短黄，舌红，苔黄燥或黄腻，脉滑数。

治法：泄热通腑，行气导滞。

方药：大承气汤加减。药如：大黄、芒硝、厚朴、枳实。

（3）饮食积滞

证候：脘腹胀满，疼痛拒按，嗳腐吞酸，呕恶厌食，痛而欲泻，泻后痛减，或大便秘结，舌苔厚腻，脉滑。

治法：消食导滞，理气止痛。

方药：枳实导滞丸加减。药如：大黄、枳实、神曲、黄芩、黄连、泽泻、白术、茯苓。

（4）肝郁气滞

证候：腹痛胀闷，痛无定处，痛引少腹，或兼痛窜两胁，时作时止，得嗳气或矢气则舒，遇忧思郁怒则剧，舌红，苔薄白，脉弦。

治法：疏肝解郁，理气止痛。

方药：柴胡疏肝散加减。药如：柴胡、枳实、香附、陈皮、白芍、甘草、川芎。

（5）瘀血内停

证候：腹痛较剧，痛如针刺，痛位固定，经久不愈，舌质紫暗，脉细涩。

治法：活血化瘀，和络止痛。

方药：血府逐瘀汤加减。药如：桃仁、红花、牛膝、川芎、赤芍、当归、生地、甘草、柴胡、枳壳、桔梗。

（6）中虚脏寒

证候：腹痛绵绵，时作时止，喜温喜按，形寒肢冷，神疲乏力，气短懒言，胃纳不佳，面色乏华，大便溏薄，舌淡，苔薄白，脉沉细。

治法：温中补虚，缓急止痛。

方药：小建中汤加减。药如：桂枝、生姜、饴糖、大枣、白芍、炙甘草。

（7）虫积腹痛

证候：腹痛时作时止，唇红，面上白斑，或面色乍青乍黄，恶心呕吐，或吐清水，或吐绿黄水，有时吐出蛔虫，痛时坐卧不安，痛止如常人，痛定能食。

治法：驱虫杀虫为主，酸苦辛并用。

方药：万应丸加味。药如：槟榔、大黄、黑丑、皂角、鹤虱、苦楝根皮、甘草、白蜜。或用乌梅丸加减。药如：乌梅、干姜、附子、桂枝、细辛、花椒、黄连、黄柏、党参、当归。

（六）腹泻

1. 临证心法

腹泻亦称泄泻，泄者，粪质稀薄也，泻者，大便如水直下也。凡排便次数增多，粪质稀薄，甚至如水样，但无脓血及里急后重者，均称腹泻。腹泻多与湿有关，内经谓"无湿不泄"。

泄泻当分急慢，审其病因。

急性者重点在湿，慢性者主治在脾。

泄而不痛多是湿，完谷不化阳气虚，腹痛泻水肠鸣，痛泻齐作是火，痛即欲泻，泻后痛减为肝郁或食积。

泻后能食者，预后好，泻而不能食，或暴泻无度，或久泻滑脱不禁者，皆属重证。

寒湿泄泻如水行，脘腹胀满痛肠鸣，得温症减是真凭。若大便多泡沫，肠鸣腹痛，脉弦者，为兼风湿，泻下色青为挟风，泻下色白为挟寒。

湿热泄泻如暴注，肛门灼热腹痛剧，或泻不爽脉濡数。若数日便秘腹痛，突然发生泄泻，状如稀水，其气臭秽者，属热结旁流。

伤食泻下败卵臭，嗳腐吞酸苔腻厚，痛鸣症减在泻后。若泻下或多或少，或泻或不泻，或如鱼冻者为挟痰。

脾胃虚弱泄迁延，沾油泻重食欲减，水谷不化脘腹满。

脾肾阳虚"五更"名，未泻之先腹痛鸣，泄泻之后则安宁。

脾虚肝旺情志因，攻冲疼痛腹雷鸣，胁胀嗳呃矢气频。

脾虚肝旺者，腹痛即泻，泻后痛减，也能不减。若泻后肝气稍舒，则痛减；若越泻而脾气越虚，肝气益横，故每加重，痛必不减。

2．辨证施治

急性泄泻

（1）寒湿泄泻

证候：泄泻清稀，甚如水样，腹痛肠鸣，胃脘胀满，纳谷不香，舌淡，苔白腻，脉沉缓。若兼外感风寒，则恶寒发热，头身疼痛。

治法：散寒化湿，兼以分利。

方药：胃苓汤加减。药如：苍术、厚朴、陈皮、茯苓、猪苓、桂枝、白术、炙甘草、车前子。若兼风寒，再加羌活、防风之属。

（2）湿热泄泻

证候：腹痛腹泻，泻下急迫，或泻而不爽，粪色黄褐，气秽，肛门灼热，心烦口渴，小便短赤，苔黄厚腻，脉濡数。

治法：清热利湿。

方药：葛根芩连汤加味。药如：葛根、黄芩、黄连、银花、木通、泽泻、滑石、车前子、甘草、苦参。若热结旁流，宜用大承气汤下之。

（3）伤食泄泻

证候：腹痛肠鸣，泻下物有臭鸡蛋味，泻后痛减，脘腹胀满，嗳腐酸臭，不欲食，舌苔垢浊或厚滑，脉滑。

治法：消食导滞。

方药：大安中饮加减。药如：半夏、陈皮、泽泻、焦山楂、厚朴、枳壳、麦芽、砂仁、木香、连翘。

慢性腹泻

（1）脾胃虚弱

证候：大便时溏时泻，迁延反复，水谷不化，脘腹痞满，食欲不振，稍食油腻则便次明显增加，面色萎黄，倦怠乏力，舌淡，苔薄白，脉细弱或沉缓。

治法：健脾益气，渗湿止泻。

方药：参苓白术散加减。药如：党参、白术、茯苓、扁豆、薏苡仁、山药、莲子肉、陈皮、木香、炙甘草。

（2）脾肾阳虚

证候：黎明之前，脐下作痛，腹鸣即泻，泻下完谷，泻后则安，或伴有腹部畏寒，下肢厥冷，腰膝酸软，舌淡，苔薄白，脉沉细。

治法：温肾散寒，兼补脾阳。

方药：四神丸合附子理中汤加减。药如：补骨脂、吴茱萸、五味子、肉豆蔻、制附子、党参、白术、炮姜、甘草。

（3）肝脾不和（亦称脾虚肝旺）

证候：腹痛即泻，泻后痛减或不减，腹中雷鸣，攻窜作痛，矢气频作，每因愤怒而加剧，平时常有胸胁胀痛，嗳气少食，舌淡红，苔薄白，脉弦。

治法：抑肝扶脾。

方药：痛泻要方加味。药如：白芍、白术、防风、陈皮、柴胡、山药、扁豆。

上述寒湿泄泻之治法可归纳为"淡渗"法，湿热泄泻之治法可归纳为"清凉"法，肝脾不和之治法可归纳为"疏利法"，脾胃虚弱之治法可归纳为"升提"法、"健脾"法或"甘缓"法，脾肾阳虚之治法可归纳为"温肾"法。此外，如久泻伤阴，可用人参乌梅汤治之，为"酸收"法，即"散者收之"的意思；如滑泄不禁，用养脏汤治疗，属"固涩"法。以上为古人治泄九法（李中梓《医宗必读·泄泻》）。

古人还有五泻之。飧泻者，湿兼风也，故恶风自汗，完谷不化，肠鸣脉弦；肠垢者，湿兼暑也，故稠黏垢秽，小便赤涩，烦渴脉数；鸭溏者，湿兼寒也，故澄澈清冷，俨如鸭粪，尿白脉迟；濡泻者，湿邪自甚也，其泻多清水，肠鸣身重，尿短脉沉；滑泻者，湿盛气虚也，故所下不禁，大孔如竹筒，直出不止。

（七）便秘

1．临证心法

便秘是指粪便在肠内滞留过久，秘结不通，排便周期延长；或周期不长，但粪便干枯，排出艰难；或粪质不硬，虽有便意，但便而不畅的病证。

便秘首辨虚实。

实证有实象，寒热气滞状，腹痛或冷痛，嗳气与腹胀。兼证怎么样？

实证便秘多兼腹痛、腹胀。

热秘者，大便干结，数日不通，腹胀腹痛，热性病容；

气秘者，欲便不得，胀满窜痛，肠鸣嗳气，矢气稍松；

冷秘者，大便艰涩，手足不温，尿清呕呃，胀满冷痛。

虚证有虚象，参看兼症样。

气虚便不畅，临厕无力上，努挣出虚汗，疲乏又心慌；

血虚之便秘，头晕又心悸，目眩又短气，面色萎黄是；

阴虚之便秘，干结如羊粪，头晕和耳鸣，心烦与多梦；

阳虚之便秘，排出不畅通，腹中冷又痛，尿清肢不温。

2．辨证施治

实秘

（1）热秘

证候：大便干结，腹部满痛难安，伴口臭唇疮，口干心烦，面红身热或潮热，苔黄燥，脉数有力。

治法：泻热导滞，润肠通便。

方药：麻仁丸加减。药如：大黄、枳实、厚朴、火麻仁、杏仁、白蜜、白芍。

（2）气秘

证候：大便干结或不甚干结，欲便不得出，伴肠鸣，矢气则稍舒，胸腹胀满窜痛，嗳气频作，纳食减少，胸胁痞满，舌苔薄腻，脉弦。

治法：顺气导滞。

方药：六磨汤加减。药如：木香、乌药、沉香、大黄、槟榔、枳实。

（3）冷秘

证候：大便艰涩，伴腹痛拘急，喜热恶冷，小便清长，胀满拒按，胁下偏痛，手足不温，呃逆呕吐，舌淡苔润或白腻，脉沉迟或弦紧。

治法：温里散寒，通便止痛。

方药：大黄附子汤加减。药如：附子、大黄、细辛。

虚秘

（1）气虚

证候：大便并不干硬，时有便意而排量极少，或虽有便意，但排便困难，用力努责则汗出短气，并伴便后乏力，面白神疲，肢倦懒言，舌淡苔白，脉弱。

治法：益气润肠。

方药：黄芪汤加减。药如：黄芪、火麻仁、白蜜、陈皮。

（2）血虚

证候：大便干结，面色无华，头晕目眩，心悸气短，健忘，口唇色淡，舌淡苔白，脉细。

治法：养血润燥。

方药：润肠丸加减。药如：当归、生地、火麻仁、桃仁、枳壳。

（3）阴虚

证候：虽多日不便，亦无所苦，或微有胀痛，大便干结，状如羊屎，形体消瘦，伴头晕耳鸣，两颧红赤，心烦少寐，潮热盗汗，腰膝酸软，舌红少苔，脉细数。

治法：滋阴通便。

方药：增液汤加减。药如：玄参、麦冬、生地、当归、石斛、沙参。

（4）阳虚

证候：大便不干，排出困难，伴小便清长，四肢不温，腹中冷痛，面色㿠白或腰膝酸冷，舌淡苔白，脉沉迟。

治法：温阳通便。

方药：济川煎加减。药如：肉苁蓉、牛膝、当归、升麻、泽泻、枳壳。

二

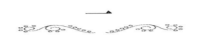

脾胃科常见证候证治准绳

（一）脾气虚

脾气虚的主要症状：面色萎黄，食欲不振，食后胃脘满闷，腹胀纳呆，便溏或稀便，浮肿，神倦嗜卧，舌质淡，脉虚缓无力。

病机：脾气虚弱，化生水谷精微必少，水谷精微不荣于面，故面色萎黄；水谷精微不能充养四肢肌肉，故四肢乏力，倦怠嗜卧；脾气虚而运化不健，故食欲不振，食后胃脘满闷，腹胀纳呆，脾失健运，运化水液失职，则便溏浮肿，舌质淡嫩，脉虚缓无力，皆为脾气虚弱之象。

治法：健脾益气。

方药：四君子汤。药如：人参、白术、茯苓、炙甘草。

灵活运用：四君子汤为甘温益气之剂，是补脾益气的基本方。人参甘温，大补元气，扶脾养胃为君，白术苦温，健脾燥湿，助人参运化为臣，茯苓甘淡，合白术以健脾渗湿为佐，炙甘草甘温益气，补脾和胃为使，四药合力，大补脾胃，增强后天之本，不仅治脾气虚，亦治心气虚。此乃"异病同治"之法。有痰湿者，加法半夏、陈皮，食少、纳呆者，加鸡内金，呕酸加海螵蛸，腹胀加厚朴。

脾气虚包括脾虚和气虚，两者有区别但又密切相关，互相影响，故补气和健脾二法常要配合使用，才能获相得益彰之效。临床上，治疗气虚时，应从健运脾胃入手，因脾胃为后天之本，气血生化之源，而在治疗脾虚时，因脾失健运，难以腐熟水谷和运化精微，故需借助补气之品，从而增强脾的运化功能。二法合用，派生了参苓白术散诸方。脾为生痰之源，因为脾虚失运，常致痰湿气滞，产生胸闷、嗳气、呕秽、脘腹胀满、便溏等症。于四君子汤中加入半夏、陈皮、木香、砂仁，便成了香砂六君子汤，从而有了健脾和胃，理气畅中之代表方。

健脾益气之法不仅用于以上病症，还广泛用于内伤、外感各种病症，体现了中医治疗学的一大特色，即异病同治。"时时用本方加减顾护脾胃"就是"虚则治其本""扶正气""养胃气"，使"脾旺不受邪"。

自制健脾散，由四君子汤加鸡内金、黄芪组成，可增强免疫力，提高肠道吸收功能，有效治疗厌食、消瘦、感冒、咳嗽气喘、消化不良、便溏、泄泻等反复发作的病症。

（二）脾阳虚

脾阳虚的主要症状：面色㿠白或萎黄，呕吐，纳呆，泄泻清谷，脘腹胀痛，遇寒加重，喜温喜按，喜热饮食，畏寒肢凉，或有水肿，白带清稀量多，舌质淡嫩，有齿痕，苔薄白或白滑，脉沉迟细弱。

病机：脾阳虚常累及肾阳，中焦温煦不足，胃失腐熟之职，脾失健运之功，故纳呆，泄泻清谷；脾阳不振，阴寒内盛，故脘腹胀痛，遇寒痛剧，喜温喜按，喜热饮食；阳气不能达于肌肤四肢，故畏寒肢凉；脾运不健，水谷精微难以上荣于面，则面色㿠白或萎黄，脾阳不足，不能运化水湿，升降失司，浊气上壅而致呕吐，水谷湿滞于内而生泄泻，阳虚不能制水，水溢肌肤而成水肿，中阳不振，寒湿之气下陷，在妇人则带下清稀量多。

治法：温中散寒。

方药：理中汤。药如：干姜、人参或党参、白术、炙甘草。

灵活运用：本方系温里药与健脾补气药配伍而成的，不仅用于脾阳虚证，凡一切见虚寒象之病证，均可加减化裁运用。干姜温中回阳散寒，以复脾阳为君，人参（或党参）甘温，补气健脾为臣，白术苦温，健脾燥湿止泻为佐，炙甘草甘平，益气补虚，缓急止痛为佐使，诸药合用，共奏温中祛寒，补气健脾，镇痛，止泻之效。

若泄泻不止，可加附子、吴茱萸助阳散寒；如呃逆，加丁香、柿蒂；胃寒痛剧加高良姜、香附、元胡；呕吐重，加半夏、陈皮；脘腹胀闷，加枳壳、砂仁；纳呆，加炒谷芽、炒鸡内金；久泻，加赤石脂、肉豆蔻；白带清稀量多，则配合完带汤。若中焦寒热错杂，腹泻，呕吐酸水者，可加黄连而成连理汤。

脾阳虚又称脾胃阳虚。脾阳虚虽未言胃，实际包含胃，一般不把脾阳、胃阳分开。但清代医家林佩琴在《类证治裁》一书中把脾阳虚和胃阳虚分开讨论，亦有其道理。他说："胃阳虚，饱食辄嗳者，宜温通，如橘红、厚朴、益智仁、枳壳、半夏曲、草豆蔻、苏子、谷芽，若守补则壅，忌甘草、焦白术、炮姜；脾阳虚，多食不化者，宜香燥，如砂仁、丁香、木香、白术、半夏、神曲、薏苡仁、橘白、鸡内金，若腻补则滞，忌地黄、山茱萸等。"

（三）脾气下陷

脾气下陷的主要症状：食入作胀，久泻，滑泻不禁，肛门及小腹有坠胀感，甚则脱肛或阴挺，胃下垂，肾下垂等，并见消瘦乏力，声低气短，舌淡胖，脉濡细。

病机：脾阳升举乏力，轻则气虚，重则气陷。轻证气虚者，表现为消瘦乏力，声低气短，舌淡胖，脉濡细或缓而无力等；重证气陷者，表现为脘腹坠胀，食入作胀，久泻，脱肛或内脏下垂。由于中气衰弱，脾脏本虚，肝旺乘脾，痰浊中阻，使枢机塞室，升降失司，中气不运则清阳下陷，浊阴上逆，清浊相干，而发生升降失调之病。脾虚清气在下，则生泄泻，此为脾虚清阳下陷之泄。如因吐泻脾虚，肺失所养，致使大肠气虚而下泄，则为脱肛或内脏下垂。

治法：补中益气，升举清阳。

方药：补中益气汤。药如：黄芪、党参、白术、当归、陈皮、柴胡、升麻、炙甘草。

灵活运用：本方是治脾胃气虚，中阳下陷的代表方，系根据"虚则补之""陷者举之""劳者温之"的原则组成。黄芪补气益肺而固表，党参、白术、甘草益气健脾而和中，陈皮理气，以防因补而气滞，柴胡、升麻助党参、黄芪升举清阳，使下陷之气得以升提，并能轻轻疏散以达表；当归补血，亦可避免升阳补气之品化燥耗血。

本方亦治发热，是由脾胃之气虚弱，气陷中焦，阳郁于内的发热，因阳虚引起发热，大多血分亦虚，故治以补中益气之法，实乃"甘温除大热"之法。若久泻，加诃子肉、补骨脂；小便淋沥，加肉桂、桑螵蛸；内脏下垂者，加枳壳或枳实，欲升先降，则升势更强；若为子宫下垂，加入枳壳、益母草，疗效更佳。

（四）脾不统血

脾不统血的主要症状：大便下血，尿血，月经过多，崩漏，肌衄，纳食减少，脘腹胀满，便溏，神疲肢倦，面色萎黄或苍白，头晕，气短，心悸，舌质淡，脉细弱。

病机：脾气虚弱则不能摄血，从而出现各种出血之症。脾失健运，故纳食减少，脘胀腹满，便溏。脾气虚弱，既不能统摄血液，又不能化生气血，故面色萎黄，神疲肢倦，若出血过多，则面色苍白，气血虚弱，心脑及五脏六腑失养，故心悸，头晕，气短，舌淡，脉细弱。

《内经》云："阳络伤则血外溢，血外溢则衄血；阴络伤则血内溢，血内溢则后血。"下窍失血，如大便下血，其先便后下血者称为远血，先血后便者为近血，此下血指远血而言。

治法：补气摄血。

方药：归脾汤。药如：党参、黄芪、白术、茯苓、甘草、当归、远志、炒枣仁、龙眼肉、木香、大枣、生姜。

灵活运用：此方益气补血，健脾与养心并重。党参、白术、茯苓、甘草组成四君子汤，健脾益气，加黄芪，更增益气之效。炒枣仁、龙眼肉、当归、远志，补血养心安神，木香理气醒脾，使补而不滞。

如血虚较甚者加熟地，便血加槐花、侧柏叶、地榆，尿血加旱莲草、大小蓟，月经过多加地榆炭、海螵蛸。如出血日久，面色㿠白，紫斑，色淡，四肢冷，腰酸便溏，舌质淡胖，脉沉细无力者，属脾肾虚寒，归脾汤加肉苁蓉、熟附子、肉桂；若见瘀斑或血肿，脾大，舌色青紫，且出血难止者，可加桃仁、红花、三七。

（五）脾虚水肿

脾虚水肿的主要症状：四肢浮肿，或全身浮肿，甚至腹胀如鼓，腹胀纳减，大便溏泻，尿少色清，手足不温，口中不渴，神疲肢倦，舌质淡，苔白润，脉濡缓。

病机：脾阳不振，运化力差，机体得不到充足的水谷精微的濡养，故神疲肢倦，大便溏泻，尿少色清，腹胀纳减，手足不温，口中不渴。

舌淡，苔白润，脉濡缓，皆脾阳虚之象。脾虚不能运化水湿，水湿停聚之处则水肿，或在肢体，或在全身，或在大腹。

治法：温阳健脾，益气行水。

方药：实脾饮。药如：白术、厚朴、木香、木瓜、炮附子、干姜、茯苓、大腹皮、草豆蔻、甘草、大枣、生姜。

灵活运用：白术、甘草、大枣、生姜健脾和中，炮附子、干姜、草豆蔻温阳健脾，大腹皮、木瓜、茯苓利水祛湿，木香、厚朴理气宽中。共奏温阳健脾，益气行水之效。少气声微者，加人参或党参、黄芪；水肿重，加猪苓、车前子；高度浮肿，二便不利，体质尚壮者，可加逐水之商陆、二丑等。祛邪之后，应培补脾肾，以巩固疗效。方中理气的木香、厚朴二药，不可不用，亦不可少用，一般用 10g，少用则水不利，因水气同源，气行水亦行，气滞水亦滞也。

（六）寒湿困脾

寒湿困脾的主要症状：头重如裹，肢体困倦，饮食减少，胃脘胀满，脘腹隐痛，恶心呕吐，便溏或泄泻，白带过多，或有浮肿，口淡或黏腻，不渴，喜热饮，舌苔白滑或厚而腻，脉濡缓或沉细迟。

病机：脾气素虚，又感受寒湿，则脾阳被困，运化失司，故出现饮食减少，胃脘胀满，隐痛，呕吐恶心。脾主四肢，故肢体困倦。湿困于内，清阳不升，则头重如裹；湿聚于下，则腹泻，带下；寒湿阻滞，水气溢于肌肤而生水肿。口淡黏腻，不渴，喜热饮，舌苔白滑或白厚腻，脉濡缓等均为寒湿之象。

治法：温化寒湿，健脾和胃。

方药：胃苓汤加减。药如：苍术、厚朴、陈皮、甘草、生姜、大枣、茯苓、猪苓、白术、泽泻、桂枝。

灵活运用：本方由平胃散合五苓散而成。苍术燥湿健脾，厚朴宽中除满，陈皮理气健胃，甘草、大枣、生姜调和脾胃，助脾运化，茯苓、泽泻淡渗利水，白术健脾利湿，桂枝通阳，助膀胱气化，诸药合用，温中散寒，健脾利湿。呕恶重，加藿香、佩兰，头重加白芷。若脘腹胀满，大便秘结，加大腹皮、莱菔子、枳壳、大黄。《内经》云："脾若湿，急食苦以燥之。"苦温燥湿药如苍术、厚朴、草果等。

（七）湿热伤脾

湿热伤脾的主要症状：面目发黄，鲜明如橘子色，脘腹胀闷或痞满，不思饮食，厌食油腻，恶心呕吐，尿黄赤短少，或伴身痒，发热，身重，口干苦，便秘或溏而不爽，皮肤疮疡，湿疹流黄水，苔黄腻，脉濡数。

病机：湿热伤脾，亦伤肝胆，胆汁与湿热相结，外溢于肌肤而发黄致痒。湿为阴邪，热为阳邪，故黄色鲜明如橘，湿热中阻故不思饮食，厌食油腻，脘腹胀闷或痞满。胃浊上逆则恶心呕吐，湿热下注膀胱，故尿黄赤短少。湿聚为水，水走肠间则泄泻，故有："湿盛则泻""无湿不泻"之说。热盛则发热，口干，口苦，大便秘结。湿热在皮肤则生湿疹、皮肤疮疡等症。苔黄腻，脉濡数乃湿热蕴蒸之象。

治法：清热利湿。

方药：茵陈五苓散。药如：茵陈、茯苓、猪苓、泽泻、桂枝、白术。

灵活运用：茵陈清热利湿退黄疸，五苓散通阳化气利小便。其中，茯苓、猪苓、泽泻可通调水道，泻湿利水。白术健脾燥湿。桂枝温通阳气，助膀胱气化，使小便通利。故此方适用于湿热黄疸且小便量少，大便溏泻。偏于湿盛者，还可加苍术、厚朴、白豆蔻、草豆蔻等；若为热偏盛者，加栀子、大黄、银花、连翘、黄芩、板蓝根、田基黄等。恶心，加藿香、佩兰；腹胀纳呆，加大腹皮、鸡内金、焦山楂；胁痛，加元胡、川楝子、郁金。若黄疸迅速加深，并出现高热，口渴，烦躁，谵语，或有抽搐，鼻衄，吐血等，系热毒内陷，可用茵陈蒿汤选加凉血，解毒，开窍，熄风之药，如生地、丹皮、赤芍、白茅根、板蓝根、黄连、石菖蒲、郁金、钩藤、石决明、羚羊角粉等，或配合应用紫雪丹、安宫牛黄丸，或配合黄连解毒汤、犀角地黄汤。如仅有皮肤发黄而目不黄，则非黄疸病，而是脾虚血少的"萎黄病"。除皮肤发黄外，且有浮肿，亦非黄疸病，而是"黄胖病"。当湿热解除，黄疸消退后，不可骤然停药，而以健脾补脾之法善其后，以防复发。

"清胆利湿汤"是天津市南开医院经验方：柴胡、黄芩、半夏、木香、郁金、生大黄、茵陈、栀子、木通、车前子。该方疏肝理气，清热利湿，用治湿热型胆囊炎或胆石症，疗效显著。

（八）胃气虚

胃气虚的主要症状：胃脘满闷，不思饮食，嗳气频作，嘈杂，口淡无味，大便不实，小便清长，舌淡苔白，脉虚弱。

病机：脾胃同居中焦，互为表里，胃气虚则脾气亦虚，故常合称脾胃气虚。胃气虚弱，受纳腐熟功能减退，脾的运化功能亦减退，故胃脘满闷，口淡无味，不思饮食，大便溏薄，小便清长；胃失和降，浊气上逆，故嗳气频作，嘈杂；舌质淡，苔少而白，脉虚弱为胃气虚之象。

治法：益气健脾。

方药：香砂六君子汤。药如：党参、白术、茯苓、炙甘草、半夏、陈皮、木香（或香附）、砂仁。

灵活运用：党参、茯苓、白术、甘草组成四君子汤，补脾养胃，陈皮、半夏燥湿化痰，补中兼消导，气虚之人往往有痰。木香、砂仁芳香醒脾，和胃畅中，调理气机，诸药合用，则益气健脾和胃。

清·华岫云的座右铭是："脾为阴土升则健，胃为阳土降则和。"脾胃不和则升降失常，升清降浊即调和脾胃之法，香砂六君子汤升降各半。如欲多升，可加藿香、紫苏、白芷、桔梗、荷叶，如欲多降，则加通草、薏苡仁、厚朴。

中成药香砂六君丸不仅可以治疗脾胃气虚，也可作为冬令进补，服用膏滋之前的开路药，服一阶段此丸，使脾胃调和，就不虑膏滋方之滋腻难以消化了。

（九）胃阴虚

胃阴虚的主要症状：胃脘隐痛，口干咽燥，睡后明显，不思饮食，食后饱胀，大便干燥，心烦低热，舌红少苔，脉细数无力。

病机：胃阴不足，受纳腐熟功能受到影响，故不思饮食。脾胃不和，故胃脘饱胀，隐痛。阴虚则内热，故心烦低热，口干咽燥。津属于阴，夜也属阴，两阴相重，故睡后明显。阴液亏耗，运化不行，故大便燥结。舌红少苔，脉细数无力，皆阴虚之象。

治法：滋阴养胃。

方药：沙参麦冬汤。药如：沙参、麦冬、天花粉、桑叶、玉竹、生扁豆、生甘草。

灵活运用：沙参、麦冬清热润燥，滋养胃阴，伍玉竹、天花粉加强清润肺胃之力，生扁豆、生甘草益气和胃，桑叶疏达肺络，轻宣燥热。诸药合用，共奏甘寒清润，生津润燥，止渴养胃的功效，故可以治疗温热伤津，损及阴分的肺胃阴虚证。呃逆加代赭石、旋覆花；便秘加火麻仁、郁李仁、玉竹；不思饮食加鸡内金、石斛；低热加生地、玄参、青蒿、地骨皮；阴虚火旺者，可与清热药同用，如黄芩、银花、连翘、知母、石膏等。呕吐加黄芩、竹茹，亦可加少量半夏、陈皮。

本方所用之药，皆性味平和之品，补胃而不呆滞，清胃亦不损胃气，符合叶天士"存津液，保胃气"之旨。

（十）胃虚寒

胃虚寒的主要症状：胃脘隐隐作痛，喜温喜按，遇冷加重，纳呆，口泛清水，舌淡，苔白，脉沉细无力。

病机：脾胃虚弱，失于调治，渐至阳虚生寒，或饮食生冷，寒气凝滞，不通则痛，故胃脘隐痛，遇冷加重。得温按则寒气暂被逐散，故痛可缓解。胃阳不足，故纳呆食少。胃气失于和降，寒饮上逆，则口泛清水；脾失健运，清气不升，故大便溏薄。舌质淡，舌苔白，脉沉细为虚寒之象。

治法：温阳散寒，健脾和胃。

方药：香砂六君子汤合良附丸加减。药如：党参、白术、茯苓、甘草、半夏、陈皮、木香、砂仁、良姜、香附。

灵活运用：党参、白术、茯苓、甘草健脾益气；木香、砂仁、陈皮、半夏、香附、良姜理气散寒，降逆和中。若胃脘冷痛，四肢不温，加吴茱萸、干姜；吐酸者，加海螵蛸、煅牡蛎、煅瓦楞子。

（十一）胃寒证

胃寒证的主要症状：胃脘冷痛，轻则绵绵不已，重则拘急剧痛，阵阵发作，手足不温，遇寒则重，得热则缓，呕吐清水，喜热饮，苔白滑或白腻，脉沉迟或沉弦。

病机：寒性凝滞，侵袭中焦，胃气不畅，故胃脘冷痛，寒邪伤阳，胃失腐熟之职，故呕吐清水；阳气不能布达四末，故手足不温。寒邪得热则散，遇寒则凝滞愈甚，故得热则减，遇寒更甚。舌苔白滑，脉沉弦迟，均为寒象。

治法：温胃散寒。

方药：良附丸加味。药如：良姜、香附、干姜、青皮、木香、沉香、当归。

灵活运用：良姜温中散寒止呕，香附理气解郁止痛，二药相伍，擅治寒凝气滞的脘腹疼痛。干姜温中散寒，木香、沉香、青皮、当归行气活血，更增散寒之力。若兼饮食失节，寒食交阻，疼痛更剧，可酌加神曲、山楂以助消导。如胃痛骤作，得温则减，可用二胡散（元胡、胡椒）等分，效佳。如经常受凉即发，可用肉桂粉一味，温开水送服，效果也很好。若脘痛剧烈，难以忍受者，可先用或加入白芷甘草汤（白芷30~50g，甘草10~20g）水煎服，此方止痛效果良好，但有浮肿之副作用，故甘草用量不宜超过30g，万一浮肿发生，需立即停药，亦可于2~3日内自行恢复。

（十二）胃热证

胃热证的主要症状：胃脘灼热而痛，烦渴多饮或渴喜冷饮，消谷善饥，牙龈肿痛，口臭泛酸，嘈杂，便秘溲赤，舌红苔黄，脉滑数有力。

病机：胃中积热，气机不畅，故胃脘灼热而痛；胃热炽盛，灼伤胃阴，故烦渴多饮或渴喜冷饮；火善消谷，胃火盛则消谷善饥；胃之经脉循齿龈，胃热上冲，故牙龈肿痛；胃热熏蒸，浊气上逆，故口臭、泛酸、嘈杂；热伤津液，故便秘溲赤；舌红苔黄，脉滑数有力为胃热之象。

治法：清胃降火。

方药：清胃散加减。当归、黄连、生地黄、丹皮、升麻。

灵活运用：本方清热泻火，凉血养阴。黄连苦寒，以清脾胃郁热为君，辅以丹皮、生地黄凉血清热为臣，当归养血和血止痛为佐，升麻散火解毒为使，诸药合用则清胃火，凉血热，适用于胃有积热，胃火上攻之症。若口渴明显，加知母、石膏；便秘加大黄；如胃热炽盛，则可加大黄、元明粉以釜底抽薪，导热下行；心中嘈杂，消谷善饥者，加麦冬、白芍、石斛。若胃火炽盛，口臭龈糜，便秘不甚，用酒制大黄。凡非取攻下，而欲泻火之时，大黄以酒制为好。凡清热泻火之剂，药多苦寒，甚至大苦大寒，宜中病即止，不可恋战，谨防"苦寒伐胃"，必要时加入护胃之品。

（十三）胃中滞食

胃中滞食的主要症状：脘腹胀满，拒按，嗳腐食臭，嗳气反酸，厌食或呕吐不消化食物，吐后胀减，大便溏泻或秘结，舌苔厚腻，脉滑。

病机：饮食积滞，损伤脾胃，中焦气机不畅，故脘腹胀满，疼痛拒按。食滞于胃，浊气上逆，故嗳腐吞酸，不思饮食。脾运失常，故大便溏泄或秘结。舌苔厚腻、脉滑皆食浊内阻之象。

治法：消食导滞。

方药：保和丸加减。炒山楂、半夏、茯苓、陈皮、莱菔子、六曲、连翘。

灵活运用：炒山楂、六曲消食导滞。莱菔子不仅消食，还能导痰下降，宽胸畅膈。半夏、陈皮、茯苓降气祛痰，化湿和胃。连翘清热散结。诸药合用则消食和胃，化湿散结。若因谷物积滞，以谷、麦芽为主；若因肉食积滞，则重用山楂；若为瓜果类积滞，则伍用丁香、肉桂；如积滞重者，加大黄、槟榔以泻积食，达推荡之功；脾胃素虚之人，宜酌加补脾健胃之品；若兼气滞，则加行气之药；若兼热滞，则配清热药；若兼寒滞，则配温中和胃之品；若食积兼见湿热，加枳实消痞导滞，并加大黄荡涤食积，或径用枳实导滞丸。

涌吐一法，不可忽视，有时不能专恃消导，如暴饮暴食后，时间很短，邪正相争，脘痛烦躁，恶心呕吐者，就可以因势利导，以手指或皮条探喉，或用明矾水催吐，使积食吐出即愈，取效甚捷，此即《内经》"其高者因而越之"之意。但若时间较久，宿食已入肠道，虽然恶心欲吐，亦不可强用吐法，否则徒伤正气，于事无补。

（十四）胃中瘀血

胃中瘀血的主要症状：胃脘刺痛，痛有定处，灼热拒按，食后痛增，心中嘈杂，痛甚于胀或只痛不胀，伴见吐紫黑色血，或便血如柏油状，舌质紫暗，有瘀斑或瘀点，脉弦涩。

病机：胃病日久，必伤血络，络伤血出，故吐血便血。瘀血有形，瘀必发热，瘀则不通，不通则痛，故灼热刺痛。痛有定处，瘀血为实邪，胃腑受伐，故嘈杂拒按，食后痛增，舌质紫暗，脉弦涩为瘀血阻滞，脉络不通之象。

治法：调气化瘀止痛。

方药：丹参饮合失笑散加味。丹参、檀香、砂仁、蒲黄、五灵脂、白及、乌贼骨、地榆、乳香、没药、当归、元胡、三七粉。

灵活运用：丹参饮行气化瘀止痛，失笑散活血祛瘀止痛，偏于气滞者重用丹参饮，偏于血瘀者重用失笑散。乳香、丹参、当归、元胡活血定痛，当归又可养血，有扶正之功；白及、乌贼骨、地榆、三七粉止血，三七既活血又止血，有止血不留瘀之妙。如反复呕血、便血，加黄连、云南白药等；如久病体虚，气虚血少，加党参、黄芪、白术；若有虚热，舌尖红，脉细数，加生地、玄参、丹皮；如胃脘满闷，两胁发胀，痛引肩背，加香附、乌药等；如热盛，加三黄泻心汤以釜底抽薪。出血多因热邪迫血妄行，故宜清热与止血并举。

在急性上消化道大出血时，当以止血为先，天津南开医院用"止血灌胃方"（降香、乌药、五倍子各9g）水煎后放凉，加入10%葡萄糖酸钙40ml灌胃，确有止血功效。天津杨柳青医院用三七粉或云南白药融入冰盐水100~200ml，内加去甲肾上腺素8~10ml，从胃管灌入，每隔2~4小时1次，经2~3次，即可收到较满意的止血效果。对反复呕吐血者，国医大师徐景潘用"糊法"治疗，即用白及粉或三七粉或云南白药，加水调成糊状，于饭后及睡前服用，一日四次吞服，并变换体位（左侧卧、右侧卧、仰卧、俯卧），使糊剂均匀敷满胃内四壁，此法效果也相当好。

三

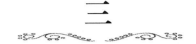

脾胃科常见疾病诊疗要略

（一）胃痞病（功能性消化不良）

1．概述

胃痞病隶属于"痞满""胃脘痛""积滞"等范畴。临床以进食后腹部不适或早饱、上腹痛或烧灼感为主症，可有上腹胀、嗳气、纳差、恶心、呕吐等兼症。经检查排除引起上述症状的器质性疾病，相当于西医的功能性消化不良。本病是临床常见病、多发病，是中医治疗的优势病种之一。

目前西医对本病的发病机制尚未完全阐明，认为其与胃肠运动功能障碍、内脏高敏感性、胃酸分泌增加、幽门螺杆菌感染、精神、心理因素等方面有关。

中医认为：本病多由禀赋不足，脾胃素虚，加之饮食失节、食滞胃脘、情志不畅、肝气郁结或因内伤外感、湿热中阻、日久失治等诸多原因导致脾胃损伤，脾气虚弱，运化失司，形成食积、湿热、痰瘀等病理产物，阻于中焦，脾胃气机阻滞，升降失常，导致胃肠运动功能紊乱、土虚木乘、肝气横逆犯胃、胃失和降，从而出现脘腹胀满、疼痛、嘈杂、嗳气等一系列症状。因此，本病病位在胃，涉及肝、脾两脏，情志不畅和饮食积滞存在于本病的整个发展过程中，脾虚气滞是本病的中心病理环节。

2．诊断

2.1　临床表现

本病的主要症状包括餐后饱胀、早饱感、上腹痛、上腹部烧灼感。询问病史时需了解：

（1）消化不良症状及其程度和频度。

（2）症状的发生与进餐的关系，有无夜间出现症状以及症状与体征、排便的关系。

（3）进食量有无改变，有无体重下降及营养状况。

（4）患者的进食行为、心理状态以及是否影响生活质量。

（5）有无重叠症状，如胃灼热、反酸、腹泻或便秘等。

（6）引起消化不良的可能病因，注意有无报警现象。

报警现象包括：消瘦、贫血、上腹包块、频繁呕吐、呕血和黑便、年龄大于 40 岁的初发病者、有肿瘤家族史等。对有报警现象者，建议及时进行相关检查。对有精神心理障碍者，也建议及时进行检查，明确或排除器质性疾病，这对解释病情及治疗更为有利。

2.2 相关检查

初诊患者应在详细采集病史和进行体格检查的基础上，有针对性地选择辅助检查。建议将胃镜检查作为本病诊断的主要手段。其他辅助检查包括肝、肾功能，以及血糖等生化检查，腹部超声检查和消化系统肿瘤标志物检测，必要时作腹部 CT 扫描。对怀疑胃肠外疾病引起的消化不良患者，应选择相应的检查以利病因诊断。对症状严重或对常规治疗效果不明显的患者，可行胃电图、胃排空、胃容纳功能和感知功能检查，对其动力和感知功能进行评估，从而指导调整治疗方案。

2.3 诊断标准

2.3.1 中医诊断标准

参照中华中医药学会脾胃病分会制定的《功能性消化不良中医诊疗专家共识意见（2016，北京）》。以胃脘痞胀，餐后饱胀不适，早饱为主症者，应属于中医"痞满""积滞"的范畴；以上腹痛、上腹烧灼感为主症者，应属于中医"胃痛"范畴。

2.3.2 西医诊断标准

参照中华医学会消化病学分会胃肠动力学组制定的《中国功能性消化不良专家共识意见（2015，上海）》，功能性消化不良必须包括以下一项或多项：

（1）餐后饱胀不适

（2）早饱感

（3）上腹痛

（4）上腹烧灼感

在排除器质性疾病基础上，没有其他包含上述症状的功能性疾病。诊断前症状出现至少 6 个月，近 3 个月满足以上标准。亚型标准包括餐后不适综合征与上腹痛综合征。

3．鉴别诊断

3.1　类病鉴别

3.1.1　胃痞病与胃疡病之鉴别

二者均有上腹胀痛、纳呆、食少、嘈杂、嗳气、泛恶等症状，但胃疡病之疼痛常有周期性发作、节律性中上腹痛伴反酸等特征，或伴有上消化道出血、穿孔等病史，胃镜检查或 X 线钡餐检查可证明为消化性溃疡。

3.1.2　胃痞病与胃脘痛之鉴别

胃痞病以痞满、早饱为主症时，易与胃脘痛区别，而以上腹痛为主要症状时，仅根据症状就很难与胃脘痛相鉴别，这时必须借助胃镜或病理以确诊。

3.2　类证鉴别

3.2.1　脾胃虚寒证与寒热错杂证

二者均可有痞满疼痛、肢冷便溏、呕吐纳呆等症状，但脾胃虚寒证乃中焦阳虚，运化无权而出现水谷不化、水湿内停，故脘腹以冷痛为主，喜温喜按，呕吐物常为清水或痰涎，常伴肠鸣、下利清冷、舌苔多白或白腻、脉沉迟等。而寒热错杂证之胃脘部以痞满为主，不甚疼痛，胃中不冷，有嗳气、纳呆、嘈杂泛酸、肢冷、肠鸣、便溏、舌苔黄、脉弦滑等症状可资鉴别。

3.2.2　脾胃湿热证与寒热错杂证

二者均有脘痞或疼痛、呕吐食少、苔黄脉滑等症，但脾胃湿热者常兼口苦、口干、大便溏臭或便秘，而寒热错杂证常兼肢冷便溏等症。

4．辨证施治（主症必备，加次症 2 项以上即可确诊）

4.1　脾虚气滞证

主症：（1）胃脘痞闷或胀痛

　　　（2）食少纳呆

次症：（1）纳少泛恶

　　　　（2）嗳气呃逆

　　　　（3）疲乏无力

　　　　（4）舌淡苔白

　　　　（5）脉细弦

治法：健脾益气。

主方：四君子汤（《太平惠民和剂局方》）合香砂枳术丸（《摄生秘剖》加减。

药物：人参（或党参）、炒白术、茯苓、炙甘草、姜厚朴、陈皮、木香、枳壳、砂仁、薏苡仁、醋元胡、姜（法）半夏等。

中成药：枳术丸、胃乃安胶囊、健脾疏肝丸、香砂六君丸等。

4.2　肝胃不和证

主症：（1）胃部胀满

　　　　（2）两胁胀痛

次症：（1）每因情绪不畅而发作或加重

　　　　（2）痞塞不舒

　　　　（3）心烦易怒

　　　　（4）善太息

　　　　（5）舌淡红，苔薄白

　　　　（6）脉弦

治法：疏肝和胃。

主方：柴胡疏肝散（《景岳全书》）加减。

药物：醋柴胡、炒枳壳、炒白芍、川芎、香附、陈皮、法半夏、佛手、木香、炙甘草、郁金、醋元胡、山楂、鸡内金、王不留行等。

中成药：气滞胃痛颗粒、金沸止痛丸、达立通颗粒、胃苏颗粒等。

4.3　脾胃湿热证

主症：（1）脘腹痞满或胀痛

　　　　（2）舌苔黄厚腻

次症：（1）口干口苦

　　　　（2）身重困倦

　　　　（3）恶心呕吐

（4）小便短黄

（5）食少纳呆

（6）脉滑

治法：清热利湿。

主方：连朴饮（《霍乱论》）加减。

药物：黄连、姜厚朴、石菖蒲、法半夏、黄芩、陈皮、芦根、茵陈、生薏苡仁、炒山栀等。

中成药：香连丸、甘露清毒丹、枫蓼胃康颗粒、三九胃泰颗粒等。

4.4　脾胃虚寒证

主症：（1）胃寒胀痛或痞满

　　　（2）喜温喜按

次症：（1）泛吐清水

　　　（2）食少纳呆

　　　（3）精神倦怠

　　　（4）手足不温

　　　（5）大便溏薄

　　　（6）舌淡苔白

　　　（7）脉细弱

治法：温中散寒。

主方：理中丸（《伤寒论》）加减。

药物：党参、炒白术、炮姜、炙甘草、苏梗、姜厚朴、炒六曲、荜茇、制香附、吴茱萸、附子、肉桂等。

中成药：附子理中丸、温胃舒颗粒、良附丸、虚寒胃痛颗粒等。

4.5　寒热错杂证

主症：（1）胃脘痞满或疼痛

　　　（2）舌淡苔黄

次症：（1）遇冷加重

　　　（2）肢冷便溏

　　　（3）嗳气纳呆

　　　（4）嘈杂泛酸

　　　（5）脉弦细滑

治法：辛开苦降。

主方：半夏泻心汤（《伤寒论》）加减。

药物：清半夏、黄芩、黄连、干姜、党参、生甘草、姜厚朴、炒六曲、煅瓦楞子、枳实、木香、白芍、陈皮、茯苓等。

中成药：荆芥胃康胶丸等。

5．运用基本方（胃痞汤）加减治疗胃痞病的经验

5.1　胃痞汤组成

胃痞汤含有党参、苍术、白术、茯苓、炙甘草、姜厚朴、炒枳实、法半夏、柴胡、炒白芍、香附、木香、川芎、焦山楂、炒谷麦芽、鸡内金、砂仁等药物。

5.2　方义

党参、白术、茯苓、炙甘草组成四君子汤，益气健脾是方中主药；木香、砂仁、炒枳实、白术组成香砂枳术丸，健脾开胃，行气消痞，以治中虚气滞；柴胡、炒白芍、川芎、香附、木香疏肝理气；苍术、焦山楂、炒谷麦芽、鸡内金健脾助运、消食导滞；法半夏和胃降逆，燥湿化痰。诸药合用，调和阴阳，消补兼施，升降协调，诸症皆愈。

5.3　加减

偏脾胃虚寒证，选加炮姜、良姜、荜茇、吴茱萸。

偏脾胃湿热证，去参，加左金丸或选加黄连、黄芩、石菖蒲、炒栀子、茵陈、薏苡仁。

偏寒热错杂证，加黄连、干姜。

偏脾虚湿盛者，选加甘松、佩兰、藿香、砂仁、白豆蔻、薏苡仁、车前子等。

偏疼痛者，选加元胡、川楝子，或良附丸、左金丸、芍药甘草汤、桂枝甘草汤等。

偏痞满者，选加丁香、白豆蔻等。

偏呕吐、反酸、胃灼热者，选加煅瓦楞子、乌贼骨、藿佩叶、左金丸等。

偏饱胀，纳差，早饱或多食不化者，选加丁香、生姜、三棱、莪术、莱菔子等。

5.4　体会

5.4.1　胃中有热者，不宜补气，苦寒之药不可不用，但不宜久用，

宜中病即止，谨防"苦寒伐胃。"

5.4.2　气滞者，辛散行气之品不可不用，但须辨证精当，且不宜久用，尤其是脾胃素虚之人，理气时必须配以益气健脾之品，以免"辛散耗气。"

5.4.3　脾虚气滞是胃痞病的中心病理环节，故治胃痞病要善用补药，特别要掌握好剂量，补少了则效低，补多了则气滞益甚。古人在用补药治病时，常加点监制药，以防"过补增滞"或"气增而热""腻补致壅"，仲景常以黄芩制白术，东垣常以橘皮制黄芪等，均值得借鉴，有些腻补之药如地黄、萸肉之类则尽量不用。

5.4.4　医嘱很重要：饮食宜清淡、易消化，忌食辛辣、生冷、油腻食物，并保持心情愉快。

（二）胃脘痛（慢性胃炎）

1. 概述

胃脘痛（慢性胃炎）隶属于中医"胃痞""虚痞""痞满""胃痛""嘈杂"等病范畴。该病临床表现形式多样，部分患者可无症状，有症状者主要表现为上腹部不适、饱胀、胃脘疼痛等，可伴有食欲不振、嘈杂、嗳气、反酸、恶心、口苦、乏力、消瘦、健忘、焦虑等症状，相当于西医的慢性胃炎，包括"慢性萎缩性胃炎（CAG）"和"慢性浅表性胃炎（CSG）"两种类型。其中，CAG 是指胃黏膜上皮遭受反复损害导致固有腺体的减少，伴或不伴纤维替代，肠腺化生和（或）假幽门化生（IH）的一种慢性胃部疾病；CSG 则是胃黏膜在各种致病因素作用下所发生的非萎缩性炎症性病变。

本病的病因不明。

西医认为可能与理化因素（饮食烟酒刺激、药物损害等）、细菌和毒素、中枢神经功能失调、自体免疫反应等因素有关。中医认为本病的发生与下列因素有关：

（1）饮食所伤：嗜食辛辣、长期饮酒、过食生冷或暴饮暴食，损伤脾胃、脾胃不和、胃气不降而成。

（2）情志所伤：如忧思恼怒、气郁伤肝，肝失疏泄、横逆犯胃、气机阻滞、胃失和降而致胃痛。情志和饮食所伤常相互影响，以致加重或转化。

（3）脾胃虚弱：体质素虚，或他病影响，均可损伤于胃，使胃运动功能障碍或胃分泌功能紊乱导致胃脘痛。

（4）劳逸过度：过劳则耗伤元气，脾胃虚而消化功能下降，渐致气滞血瘀；过度安逸，则因气滞血瘀，导致胃肠运动功能障碍，微循环障碍和胃分泌功能紊乱，终致胃痛。

以上各种因素损伤脾胃，致使脾失健运，胃失和降，中焦枢机不利，气机升降失调，从而产生气滞、食停、湿（痰）阻、寒凝、火郁、血瘀等病理产物，诸郁阻胃，进一步妨碍脾胃气机升降。另一方面，由于脾胃运纳功能受损，气血生化乏源而致胃络失养。

该病病位在胃，与肝脾两脏密切相关。其中 CAG 病程更长，临床表现为本虚标实，虚实夹杂证。本虚主要是脾气虚和胃阴虚，标实主要是气滞、湿热和血瘀。脾虚、气滞、血瘀是最主要的病理因素，是疾病发生发展甚至恶变的关键病理环节。CSG 的基本病机是胃黏膜受伤，胃失和降。

2．诊断

2.1　临床表现

胃脘痛（慢性胃炎）的临床表现形式多样，部分患者可无明显症状，有症状者主要表现为非特异性消化不良，上腹部不适、饱胀、疼痛，疼痛是该病最常见的临床症状。可伴有食欲不振、嘈杂、嗳气、反酸、恶心、口苦等消化道症状，部分患者还可有乏力、消瘦、健忘、焦虑、抑郁等全身或精神症状，上述症状可由饮食不当、情绪激动或抑郁、劳累和气候变化而诱发。消化不良症状的有无及其严重程度与组织学所见和胃镜分级无明显相关性。采集病史时需了解：

（1）症状发生的性质、程度和频率。

（2）可能的诱发或加重因素，如进餐、情绪、受凉、药物等，有无夜间症状。

（3）食欲，进食量有无变化，有无体重下降，以及营养不良状况。

（4）患者的进食行为、心理状态，以及是否影响生存质量。

（5）有无重叠症状，如胃灼热、反酸、胸骨后疼痛、腹泻或便秘等。

（6）仔细询问有无报警征象如消瘦、贫血、上腹包块、黑便等，对有报警征象者，建议进行胃镜及病理组织学检查。

（7）注意有无消化道肿瘤家族史。

（8）对焦虑抑郁明显者，建议专科诊断或评估。

2.2　相关检查

胃脘痛（慢性胃炎）的确诊主要依据内镜和胃黏膜活体组织学检查，后者的参考价值更大，建议将胃镜作为首要手段。组织学检查对CSG的诊断，尤其是判别炎症的程度，活动性，有无肠上皮化生（IM），有无HP感染以及排除萎缩性胃炎及早期恶性病变有重要意义。

2.3　诊断标准

2.3.1　中医诊断标准

参照中华中医药学会脾胃病分会制定的《慢性胃炎中医诊疗专家共识意见（2016，北京）》。

主要症状：不同程度和性质的胃脘部疼痛。

次要症状：可兼有胃脘部胀满、胀闷、嗳气、吐酸、纳呆、胁肋腹胀等。本病可见于任何年龄段，以中老年多见，常反复发作。

2.3.2　西医诊断标准

参照中华医学会消化病学分会全国慢性胃炎诊治共识会议《中国慢性胃炎共识意见》（2012，上海）。

慢性胃炎常见上腹部疼痛、腹胀、早饱、食欲减退、饮食减少或伴有胃灼热、反酸等。症状缺乏特异性，确诊依赖胃镜及内镜下病理检查。内镜诊断分浅表性胃炎或萎缩性胃炎，或其伴胆汁反流、糜烂或黏膜内出血等。

3．鉴别诊断

3.1　类病鉴别

3.1.1　胃脘痛与真心痛之鉴别

二者均有上腹痛表现，但痛的程度和预后明显有别。本病疼痛较轻，表现为慢性，预后好，而真心痛病程短，疼痛重，预后差，正如《灵枢·厥论》所说："真心痛，手足青至节，心痛甚，旦发夕死，夕发旦死。"

3.1.2　胃脘痛与胃疡病之鉴别

二者均有上腹部疼痛，区别在于：本病的胃痛多在食后即出现，而胃疡病的疼痛多在餐后1～2小时以上发作，具有节律性，压痛较明显，并有压痛点，X 线钡餐或胃镜检查均可确诊。

3.1.3 胃脘痛与胃癌之鉴别

本病与早期胃癌多有相似之处。区别在于：本病发展慢，病程长，病情轻；而胃癌发展较快，呈进行性恶化，在短期内就可能出现消瘦、贫血、胃酸缺乏、粪隐血持续阳性、空腹时可触及胃肿物、胃液或活组织检查可见癌细胞等，X 线钡餐或胃镜检查均可确诊。

3.2 类证鉴别

3.2.1 肝胃郁热证与脾胃湿热证

二者均有口干、口苦、舌红苔黄、尿黄、烦热等症，不同的是病位与病性。前者病在肝胃，多兼肝郁，后者病在脾胃，多兼脾湿；前者常表现为饥、嘈、胀、灼痛，后者常表现为痞满；前者烦热，后者困倦；前者大便干结，脉弦数，后者大便溏臭，脉濡数等，二者明显有别。

3.2.2 脾胃气虚证与脾胃虚寒证

二者均有胃脘隐痛、喜温喜按、纳呆、倦怠、手足不温、大便溏薄、舌淡苔白、脉弦等症。但前者之疼痛常在进食后加重或发作，而后者之疼痛常在劳累或受凉之后发作或加重；前者无明显寒象，而后者常有寒象，如呕吐清水，四肢不温等可资鉴别。

3.2.3 肝胃郁热证与胃阴不足证

二者均有胃脘灼热、嘈杂、口干舌燥、心烦、尿黄、便秘等症。但前者是胁肋与胃脘兼病，烦热易怒，脉多弦数，后者仅限胃脘部灼热疼痛，脉多细数；前者舌红苔黄，后者舌红苔少或无，舌上乏津或舌有裂纹。

4．辨证施治（主症必备，加次症 2 项以上即可确诊）

4.1 肝胃气滞证

主症：（1）胃脘胀满或胀痛

（2）胁肋胀痛

次症：（1）症状因情绪因素诱发或加重

（2）嗳气频作

（3）胸闷不舒

（4）舌苔薄白

（5）脉弦

治法：疏肝解郁，理气和胃。

主方：柴胡疏肝散（《景岳全书》）加减。

药物：炒柴胡、香附、枳壳、白芍、陈皮、佛手、百合、乌药、甘草。

中成药：气滞胃痛颗粒、胃苏颗粒、加味逍遥丸、疏肝和胃丸、平肝和胃丸、益胃冲剂。

4.2　肝胃郁热证

主症：（1）胃脘饥嘈不适或灼痛

　　　　（2）脉弦或弦数

次症：（1）心烦易怒

　　　　（2）嘈杂反酸

　　　　（3）口干口苦

　　　　（4）大便干燥

　　　　（5）舌质红，舌苔黄

治法：疏肝和胃，解郁清热。

主方：化肝煎（《景岳全书》）合左金丸（《丹溪心法》）加减。

药物：柴胡、赤芍、青皮、陈皮、龙胆草、黄连、吴茱萸、乌贼骨、浙贝母、山栀子、甘草。

中成药：加味左金丸、丹栀逍遥丸等。

4.3　脾胃湿热证

主症：（1）脘腹痞满

　　　　（2）舌质红，苔黄腻，脉滑或数

次症：（1）食少纳呆

　　　　（2）口干口苦

　　　　（3）身重困倦

　　　　（4）小便短赤

　　　　（5）恶心欲呕

治法：清热利湿，宽中醒脾。

主方：黄连温胆汤（《六因条辨》）加减。

药物：黄连、半夏、陈皮、茯苓、枳实、苍术、厚朴、佩兰、黄芩、滑石。

中成药：三九胃泰胶囊、肠胃康。

4.4　脾胃气虚证

主症：（1）胃脘胀满或胃痛隐隐

　　　（2）餐后明显，饮食不慎后易发作或加重

次症：（1）纳呆

　　　（2）疲倦乏力，少气懒言

　　　（3）四肢不温，大便溏薄

　　　（4）舌淡胖或有齿痕，舌苔薄白

　　　（5）脉沉弱

治法：益气健脾，和胃除痞。

主方：香砂六君子汤（《医方集解》）加减。

药物：党参、炒白术、茯苓、陈皮、木香、法半夏、砂仁、炙甘草。

中成药：香砂六君丸、养胃冲剂、香砂养胃丸、人参健脾丸、黄芪建中丸、参苓白术丸等。

4.5　脾胃虚寒证

主症：（1）胃痛隐隐，绵绵不休

　　　（2）喜温喜按，劳累或受凉后发作或加重

次症：（1）泛吐清水

　　　（2）神疲纳呆，四肢倦怠

　　　（3）手足不温，大便溏薄

　　　（4）舌淡红，苔白

　　　（5）脉虚弱

治法：温中健脾，和胃止痛。

主方：黄芪建中汤（《金匮要略》）合理中丸（《伤寒论》）加减。

药物：黄芪、桂枝、干姜、白术、法半夏、陈皮、党参、茯苓、炙甘草。

中成药：温胃舒胶囊、虚寒胃痛颗粒、圣阳安中片等。

4.6　胃阴不足证

主症：（1）胃脘灼热疼痛

　　　（2）胃中嘈杂

　　　　（3）舌红乏津或有裂纹，苔少或无

次症：（1）似饥而不欲食

　　　　（2）口干舌燥

　　　　（3）大便干结

　　　　（4）脉细或数

治法：养阴益胃，和中止痛。

主方：沙参麦冬汤（《温病条辨》）加减。

药物：北沙参、麦冬、生地、玉竹、百合、乌药、石斛、佛手、生甘草。

中成药：养胃舒颗粒、阴虚胃痛颗粒、养胃膏、益胃膏、胃安冲剂等。

4.7　胃络瘀阻证

主症：（1）胃脘痞满或痛有定处

　　　　（2）舌质暗红，或有瘀点、瘀斑

次症：（1）胃痛拒按

　　　　（2）黑便

　　　　（3）面色暗滞

　　　　（4）脉弦涩

治法：活血通络，理气化瘀。

主方：丹参饮（《时方歌括》）合失笑散（《太平惠民和剂局方》）加减。

药物：丹参、砂仁、生蒲黄、莪术、五灵脂、白及、三七粉、元胡、川芎、当归、大黄、甘草。

中成药：复方田七胃痛胶囊、胃复春、荜铃胃痛颗粒等。

5. 运用基本方（胃痛方）加减治疗胃脘病（慢性胃炎）的经验

5.1　胃痛方组成

柴胡 10g	元胡 15g	白芷 15g	白芍 20g
甘草 10g	枳实 6g	白及 6g	丹参 20g
砂仁 6 g（后下）	苍术 10g	厚朴 10g	陈皮 10g
焦山楂 30g	炒麦芽 30g	生内金 10g	

5.2 方义

本方含芍药甘草汤、四逆散、平胃散诸方。芍药甘草汤酸甘化阴，濡养筋脉，调和气血，泻肝和脾，镇挛止痛；四逆散（柴胡、芍药、枳实、甘草）疏肝解郁，协调升降，调和肝脾，缓急止痛；平胃散（苍术、厚朴、陈皮、甘草）燥湿健脾，行气和胃；元胡活血化瘀止痛，枳实、砂仁、厚朴、陈皮调气，温胃，畅中止痛，白及保护胃黏膜，白芷入胃经，祛风除湿，通窍止痛；脾以运为补，故用苍术、焦山楂、炒麦芽、生内金健脾助运，消积化滞止痛。诸药合用，肝气得舒，中气得养，积滞得消，气滞血瘀可除，胃脘自然不痛矣。

5.3 加减

偏肝胃气滞者，选加百合、乌药、沉香、川楝子、佛手、香附、木香。

偏肝胃郁热者，选加黄连、吴茱萸、龙胆草、山栀子、乌贼骨、浙贝母。

偏脾胃湿热者，选加黄连、黄芩、滑石、佩兰、薏苡仁、茯苓、川木通、茵陈。

偏脾胃气虚者，选加党参、炒白术、山药、黄芪、法半夏、煨木香。而柴胡、枳实、砂仁、厚朴等宜去掉，或减量用。

偏脾胃虚寒者，选加桂枝、干姜、炮姜、炒白术、党参、高良姜、荜茇，白芍宜减量或去除。

偏胃阴不足者，选加北沙参、麦冬、石斛、生地、玉竹、百合，宜酌减或去除柴胡、白芷、砂仁、苍术、厚朴。

偏胃络瘀阻者，选加生蒲黄、五灵脂、莪术、川芎、当归、三七。

痛剧或久痛者，可用守宫粉冲服，每次 2g，一日 2 次。或用罂粟壳 2 ~ 6g，入汤煎服或打粉冲服，粉剂每次 0.5 ~ 1g，宜晚上服。

胀痛多属气滞，用基本方欠佳时，还可酌加沉香、木香、佛手、川楝子、香橼等。

胃酸多者，可选加乌贼骨、煅瓦楞子、石决明、煅花蕊石、煅蛋壳、煅白螺蛳壳等。入汤剂均在 20g 以上，须先煎。甘草宜减量或去除。

胃酸缺乏者，可选加良姜、桂枝、醋炒乌梅、生地、麦冬、玉竹、石斛等。

舌质紫暗，有瘀点、瘀斑者为血瘀重，可选加乳香、没药、生蒲黄、五灵脂等。

中寒喜暖者，可选加高良姜、肉桂、花椒、丁香、小茴香等，用量均为 3 ～ 6g。

胃中灼热者，选加黄连、黄芩、左金丸。

食后作胀，嗳腐吞酸者，选加神曲、谷麦芽、炒莱菔子、枳壳、木香、大腹皮、沉香、降香等。

呃逆、嗳气明显者，选加柿蒂、沉香。

便秘者，选加瓜蒌仁、火麻仁。

便溏者，选加炒白术、炮姜、炒诃子、炒石榴皮。

伴口黏，苔腻者，选加白豆蔻、藿香、佩兰、扁豆、薏苡仁、川木通、车前子。

伴吐血、便血者，选加三七粉、大黄粉。

伴胃黏膜急性炎症，属实热者，可加用清热解毒消痈药：银花、连翘、野菊花、煅石膏、黄连、蒲公英、地丁、败酱草、白花蛇舌草、半枝莲等。

伴胃黏膜急性炎症，属虚热者，可加用天冬、麦冬、石斛、知母、地骨皮、生地、丹皮、赤芍等。

伴癌前病变，如肠上皮化生或异型增生者，选加清热益气活血药：白花蛇舌草、半枝莲、半边莲、鱼腥草、败酱草、黄芪、肉桂、吴茱萸、乌药、薏苡仁、三七、蒲黄、乳香、没药、莪术、川芎、僵蚕、壁虎等。

伴胆汁反流者，可选加半夏、左金丸、黄芩、海螵蛸或用旋覆代赭汤加减。

疣状糜烂者，重用白及，选加三七、山甲、鳖甲、沉香、蜂胶、三棱、莪术、石见穿、栀子、煅石膏、黄连等。煅石膏和黄连有清热泻火，生肌敛疮之功，对慢性胃炎急性发作者更为适合，现代研究证明此二药有清热、镇痉、广谱抗菌之作用，对幽门螺杆菌阳性者亦多用之。

5.4　体会

5.4.1　治疗胃脘痛，止痛是关键。首要的是辨证，在精确辨证的基础上选方用药，再结合以上情况加减用药。元胡行气、化瘀、制酸，乃止痛良药，故每症可用。

5.4.2　张景岳说："治痛之要……当以理气为主。"疏肝理气药是本病常用之药。此类药大多辛散，有耗气伤阴之弊，故在取其行气止痛之功时，要加用益气健脾养阴之品，如太子参、北沙参、山药、白芍、麦冬、石斛等。

5.4.3　治疗过程中，要保证充足睡眠，调节工作节奏，缓解工作压力，放松精神，保持平和心态。

5.4.4　尤其要建立良好的饮食习惯。一日三餐定时定量，宜清淡、易消化，或少量多餐，细嚼慢咽。不要暴饮暴食，不要睡前进餐，并要避免烟酒，不吃生冷、荤腥、辛辣等刺激性食物，忌饮浓茶、咖啡。要多食富含蛋白质的食品，这是胃病恢复和防止复发的必备措施。

5.4.5　伴呕吐者，宜去除甘草，并避免甜食，"呕家忌甘"故也（胃反呕吐虚寒肠燥者不忌）。寒加半夏、干姜、吴茱萸；热加黄芩、竹茹；便秘加火麻仁、决明子；气逆加旋覆花、代赭石；气虚加党参、白术。

（三）胃疡病（消化性溃疡）

1．概述

胃疡病隶属于中医"胃痛""嘈杂"等范畴。该病临床表现有起病缓慢，病程迁延，上腹痛具有周期性、节律性等特点，伴反酸、嗳气、上腹部局限性压痛，可有神经功能症候群。相当于西医的消化性溃疡，包括胃溃疡和十二指肠溃疡。

本病的病因和机制尚未完全阐明。

西医认为：消化性溃疡是在各种致病因素的作用下，黏膜发生的炎症与坏死性病变深达黏膜肌层，多发生于与胃酸分泌有关的消化性黏膜，其中以胃、十二指肠最常见。发病因素与胃黏膜防御功能的削弱，以及药物、神经等因素有密切关系。研究表明：消化性溃疡的发生与胃酸、胃蛋白酶、幽门螺杆菌（HP）、非甾体抗炎药等损伤因素和黏液 - 碳酸氢盐屏障、黏膜血流、前列腺素、细胞更新、上皮生长因素等黏膜防御机制之间的相互作用有关。消化性溃疡的发生是一种或多种有害因素对黏膜的破坏超过其抵御损伤和自身修复能力所产生的综合结果。

中医认为：本病病因可概括为调摄不当、六淫伤中、饮食不节、食滞伤胃、忧思恼怒、肝气犯胃、脾胃虚弱、饥饱失常等。以上因素使脾失健运，胃受纳、腐熟水谷功能失常，胃失和降，不通而痛。由于胃与脾以膜相连，互为表里，共主升降。脾与肝是木土乘克关系，肝主疏泄，有调畅脾胃气机功能，所以胃病可以影响脾肝两脏，脾肝两脏有病也可影响胃，出现脾胃、肝胃、脾胃肝同病，因此，本病病位在胃，主要涉及肝、脾二脏。

2．诊断

2.1 临床表现

本病患者临床表现不一，大多数表现为中上腹反复发作性、节律性疼痛，少数患者无症状，或以出血、穿孔等并发症作为首发病状。十二指肠球部溃疡的疼痛多位于中上腹部，或在脐上方，或在脐上方偏右处，多发生于两餐之间空腹时，持续不减直至下餐进食或服制酸药后缓解，一部分患者尤其是睡前曾进食者，可半夜发生疼痛，疼痛的周期性较为明显，以秋末至春初较寒冷的季节更为常见。胃溃疡的疼痛位于中上腹部偏高处，或在剑突下和剑突下偏左处，疼痛的发生较不规则，常在餐后 1 小时内发生，经 1 ~ 2 小时后逐渐缓解，直至下一餐进食后再重复出现上述规律。

2.2 相关检查

2.2.1 内镜检查是确诊消化性溃疡的主要方法，在内镜直视下可确诊溃疡的部位、大小、形态与数目，结合活检病理结果，可决定溃疡的性质与分期。

2.2.2 对消化性溃疡应进行幽门螺杆菌检测，检测方法分为侵入性和非侵入性两大类，前者需要在内镜下取胃黏膜活检，而非侵入性检查为首选方法。

2.2.3 对于不能接受内镜检查的患者，可考虑进行 X 线钡餐检查，钡餐填充溃疡的凹陷部分所造成的龛影是诊断溃疡病的直接征象。

2.3 诊断标准

2.3.1 中医诊断标准：参照中华中医药学会脾胃病分会《消化性溃疡中医诊疗共识意见（2009，深圳）》。

主要症状：胃脘痛（胀痛、刺痛、隐痛、剧痛及喜按、拒按）、脘腹胀满、嘈杂反酸、喜叹息、嗳气频繁、纳呆食少、口干、口苦、大便干燥。

次要症状：性急易怒、畏寒肢冷、头晕或肢倦、泛吐清水、便溏或腹泻、烦躁易怒，或便秘、喜冷饮、失眠多梦、手足心热、小便淡黄。

具备主症 2 项或次症 1 项，或主症第一项加次症 2 项即可诊断。

2.3.2　西医诊断标准：参照中华医学会消化病学分会《消化性溃疡病诊断与治疗规范建议（2016，西安）》。

（1）慢性病程，周期性发作，节律性中上腹痛伴反酸者。

（2）伴有上消化道出血，穿孔史或现症者。

（3）胃镜检查证明是消化性溃疡。

3．鉴别诊断

3.1　类病鉴别

3.1.1　胃疡病与胃脘痛之鉴别

二者均有上腹部疼痛表现。但胃疡病之疼痛具有明显的周期性、节律性，伴反酸，或伴有上消化道出血、穿孔史，或现症疼痛的发生多在餐后 1 小时以内或 2 小时以上发作。而胃脘痛无以上特征，且疼痛多在食后即出现。

3.1.2　胃疡病与真心痛之鉴别

二者均有上腹部疼痛，但真心痛乃急症，且痛势剧烈，可出现手足青至节、旦发夕死、夕发旦死的危象，而胃疡病常为慢性反复发作，痛势不太剧烈，但急性发作伴吐血、黑便者，也可出现剧痛，结合病史，诊断不难。

3.1.3　胃疡病与胆系疾患之鉴别

二者均有上腹部疼痛或右上腹疼痛表现。但后者之疼痛常发生于饱餐或进食油腻饮食后，常向右侧肩背部放射，胆囊区压痛明显。急性发作时，胆囊区在深吸气时有触痛反应，即墨菲征阳性，还可伴发热、寒战或黄疸，大多数患者有慢性胆囊炎、胆结石病史，B 超检查、CT 检查均利于诊断。

3.1.4　胃疡病与上腹部急症之鉴别

凡上腹部饱胀，反复呕吐大量食物，味酸腐，带有宿食，腹部有振水音者，需考虑幽门梗阻；如大便呈柏油样，大便潜血阳性者，提示为上消化道出血；如上腹部突然出现剧烈疼痛，伴恶心呕吐，烦躁不安，甚至出现休克症状，腹部板样强直，伴明显压痛者，提示为急性穿孔，应及时送外科作必要的诊断和处理。

3.1.5 胃疡病与胃癌之鉴别

中年以上患者，胃疡病长期不愈、疼痛的规律性消失，并出现消瘦、贫血、服药后症状不易缓解或上腹部摸到包块，应考虑癌变。

3.2 类证鉴别

3.2.1 胃阴虚证与胃热证

二者均有发热，但一虚一实，热势有高低之别；胃热证多食易饥，胃阴虚却饥而不食；二者均可致便秘，一为阳明火盛腑实，一为阴虚津液失布大肠。

3.2.2 肝胃不和证与肝胃郁热证

二者都与肝胃有关。但前者表现为肝胃气滞或气逆，热象不显，而后者除肝胃气滞或上逆之外，还有明显的热象可证。

3.2.3 脾胃气虚证与脾胃虚寒证

二者都与脾胃相关。但前者仅表现为气虚，无寒象，而后者除气虚外，还有寒象，不难区别。

4. 辨证施治（主症必备，加次症 2 项以上即可诊断）

4.1 肝胃不和证

主症：（1）胃脘胀痛，遇情志不遂而加重

（2）脉弦

次症：（1）嘈杂

（2）嗳气频数

（3）反酸

（4）舌质淡红，舌苔薄白或薄黄

治法：疏肝理气。

主方：柴胡疏肝散（《景岳全书》）加减。

药物：柴胡、香附、佛手、陈皮、枳壳、元胡、白芍、甘草、麦芽、海螵蛸、三七粉。

中成药：气滞胃痛颗粒、胃舒冲剂、三九胃泰颗粒（无糖型）、复方田七胃痛胶囊、舒肝和胃丸、逍遥丸、健胃愈疡片、香砂养胃丸等。

4.2　脾胃气虚证

主症：（1）胃脘隐痛

　　　（2）腹胀纳少，食后尤甚

次症：（1）大便溏薄

　　　（2）肢体倦怠

　　　（3）少气懒言

　　　（4）面色萎黄

　　　（5）消瘦

　　　（6）舌淡苔白

　　　（7）脉缓弱

治法：健脾益气。

主方：四君子汤（《太平惠民和剂局方》）加减。

药物：党参、白术、厚朴、木香、砂仁、三七粉、海螵蛸、炙甘草。

中成药：香砂六君丸、参苓白术丸等。

4.3　脾胃虚寒证

主症：（1）胃脘隐痛，喜暖喜按

　　　（2）空腹痛重，得食痛减

　　　（3）舌质淡胖，边有齿痕，舌苔薄白

次症：（1）畏寒肢冷

　　　（2）倦怠乏力

　　　（3）泛吐清水

　　　（4）纳呆食少

　　　（5）便溏或腹泻

　　　（6）脉沉细或迟

治法：温中健脾。

主方：黄芪建中汤（《金匮要略》）加减。

药物：黄芪、党参、白芍、白术、陈皮、干姜、白及、三七粉、茯苓、大枣、饴糖、甘草。

中成药：虚寒胃痛冲剂、附子理中丸、温胃舒颗粒、良附丸、复方田七胃痛胶囊、胃乃安胶囊、香砂六君丸等。

4.4 肝胃郁热证

主症：（1）胃脘痛势急迫，有灼热感

　　　（2）脉弦数或弦

次症：（1）口苦口干

　　　（2）吞酸嘈杂

　　　（3）烦躁易怒

　　　（4）便秘

　　　（5）喜冷饮

　　　（6）舌质红，苔黄或苔腐或苔腻

治法：疏肝泄热。

主方：化肝煎（《景岳全书》）加减。

药物：栀子、丹皮、青皮、陈皮、浙贝母、黄连、海螵蛸、白及、三七粉、茯苓、甘草。

中成药：丹栀逍遥丸、左金丸、胃力康颗粒等。

4.5 胃阴不足证

主症：（1）胃脘隐痛或灼痛

　　　（2）舌红少津

次症：（1）饥不欲食

　　　（2）纳呆干呕

　　　（3）口干

　　　（4）大便干燥

　　　（5）脉细

治法：养阴益胃。

主方：益胃汤（《温病条辨》）加减。

药物：沙参、麦冬、白及、三七粉、生地、佛手、玉竹、白芍、百合、甘草。

中成药：阴虚胃痛颗粒、养胃舒冲剂等。

5. 运用基本方（胃疡方）加减治疗胃疡病的经验

5.1　胃疡方组成

白及 10g　　　三七粉 3g（冲）　　海螵蛸 15g　浙贝母 10g

白术 12g　　　枳实 6g　　　　　白芍 10g　　甘草 5g

元胡 10g

5.2　方义

白及敛疮止血、消肿生肌，三七活血止血、去瘀生新、消肿定痛，海螵蛸、浙贝母均可制酸止痛，元胡活血化瘀、行气止痛，亦有抑酸之功。以上五药相伍，抑酸止痛、止血、生肌敛疮、保护消化道黏膜的作用相得益彰，止血不留瘀，化瘀不破血。白芍配甘草，酸甘济阴，缓急舒挛，和营止痛。枳实配白芍，既能理气解郁，泄热破结，又能理气和血，使气血调和。白术健脾助运，枳实消痞除满，二者合用，消补兼施，寓消于补，补而不滞，消不伤正。三七还有抑制幽门螺杆菌作用。白术还通过增强脾胃运化水谷精微和水湿的作用，减轻溃疡周围水肿，促进新陈代谢，促进溃疡愈合。三七、白术均可增强机体免疫功能，提高抗溃疡作用，并抑制各种损伤因子对消化道黏膜的损伤。诸药合用，融保护黏膜、制酸止痛、活血止血、消胀除满、抗幽门螺杆菌诸法于一炉，各药相互效力，诸效相得益彰。

5.3　加减

偏脾胃不和者，选加柴胡、佛手、玫瑰花、香附。

偏脾胃气虚者，选加党参、太子参、黄芪、山药。

偏脾胃虚寒者，选加黄芪、桂枝、干姜、吴茱萸、姜半夏。

偏肝胃郁热者，选加丹皮、栀子、川楝子、黄芩、黄连或左金丸。

偏胃阴不足者，选加生地、北沙参、麦冬、川楝子、石斛。

偏湿热中阻者，选加黄连、蒲公英、栀子、黄芩、白豆蔻、茯苓、茵陈。

偏胃络瘀阻者，见胃脘胀痛或刺痛，痛处不移，伴舌质紫暗或有瘀点、瘀斑，脉涩者，参考胃脘痛病（胃络瘀阻证）治疗，可选用丹参饮合失笑散加减方。

嗳气呃逆频繁者，可选加沉香、香附、旋覆花、橘皮、竹茹、代赭石、丁香、柿蒂、枇杷叶。

泛吐清水者，可选加姜半夏、陈皮、干姜、良姜。

呕酸重者，可选加煅瓦楞子、左金丸、煅蛋壳。

大便干结者，选加火麻仁、郁李仁、炒决明子。

疼痛剧烈者，可选加守宫粉 2g（冲）或米壳粉 1g 冲服。

脘腹胀满明显者，可选加厚朴、陈皮、焦山楂、炒谷麦芽、炙内金。

幽门螺杆菌阳性者，重用芳香化湿类药，如佩兰、藿香、甘松、砂仁、白豆蔻、厚朴；兼热者，再选加黄芩、黄连、蒲公英；兼胃寒者，再选加干姜、吴茱萸、苏梗；兼胃阴不足者，再选加石斛、麦冬、玉竹；兼脾胃气虚者，再选加党参、黄芪、山药。

5.4 体会

5.4.1 有人认为：对患胃疡病伴有幽门螺杆菌阳性者，根除幽门螺杆菌是治疗消化性溃疡成败的关键，从某种意义上讲是有一定道理的，重要的是用什么治疗。西医虽有一定作用，但副作用也不少，且复发率较高，中药苦寒药都有抑杀幽门螺杆菌作用，若过用苦寒，势必伤脾败胃，亦不宜取。本人观察这类患者大多表现为湿甚或湿热蕴结，故治疗须以化湿清热为主，重用芳香、苦温类药物，并结合辨证加减用之方效。

5.4.2 古人在辨证本病时，有在气、在血、寒热虚实之分。

大抵在气者，多指气滞或气逆而言，症见痛而兼胀，甚至以胀为主，时作时止，且痛无定处，得嗳气或矢气则舒，治宜理气止痛。此类药物不离辛散，为防止辛散耗气伤阴之弊，需辨证精当，且不可久服。《景岳全书》中有排气饮，理气止痛有殊功。药如：陈皮、木香、藿香、香附、枳壳、泽泻、乌药、厚朴。古人还有一说，如朱丹溪曾谓："诸痛不可以补气。"此话当指初痛或剧痛而言，若遇脾胃素虚之人或久痛，或已痛缓之人，则不必拘泥于不可补气之说，甚至在用理气药时，必配适量益气健脾之品。

至于在血者，多指血瘀而言，此类疼痛多为刺痛，痛有定处，按之痛加，舌质紫暗或有瘀点、瘀斑。其治，无疑要用活血化瘀之品，然而，活血化瘀就有破血、出血之弊，矫枉过正具有更大风险，故绝不能一味地化瘀，活血当有度。对瘀血不去，出血不止，已大量出血者尤应注意，谨防血脱。古人制定的丹参饮、失笑散、膈下逐瘀汤等都是活血化瘀之良剂，在具体运用时，适当配伍一些止血药，如白及、地榆炭、海螵蛸、三七等，甚为稳妥。有时甚至必须先用止血之法以防血脱，故临床又有益气止血、清热凉血、温脾摄血、釜底抽薪等法，不可不知。当代已故国医大师徐景藩创立糊法，急则治标，治疗消化道出血值得借鉴。他用白及粉加三七粉（或云南白药）调成糊状，一日 4 次，于三餐后及睡前吞服，疗效颇佳。

至于因寒致病者，祛除寒邪即可，临床有无形和有形之别：无形之寒，受寒即发，得温则减，可单服肉桂粉：每次 1 ~ 2g，或用二胡散（元胡 + 胡椒），亦可服白芷甘草汤（白芷 30g，甘草 15g）。有形之寒，有兼气滞、兼食积之别，若兼气滞，则胀满，理气散寒宜服良附丸加干姜、青皮、木香之属；若兼食积，得食增剧者，宜用良附丸加山楂、麦芽、六曲、内金之属。

至于因热致病者，多指湿热而言，其中又有湿偏重、热偏重之别，湿热者宜用茵陈五苓散，热重者宜用茵陈蒿汤。

至于虚证，系指脾与胃的气虚、阴虚或阳虚。治脾气虚，参苓白术散为主方，健脾运脾和补气并用，相得益彰。补气药一般都要佐以少量理气药，以免呆滞脾胃。中气下陷者，配以补中益气汤，有时再加枳壳（或枳实），寓欲升先降之理，升举作用更强。治胃气虚，以香砂六君子汤为主方，此方升降各半。阳虚有脾阳虚和胃阳虚之别。清·林佩琴在《类证治裁》一书中有言甚妙，摘录于下："胃阳虚，饮食辄暖者，宜温通，如橘红、厚朴、益智仁、枳壳、半夏曲、草豆蔻、苏子、谷芽。若守补则壅，忌甘草、焦白术、炮姜。脾阳虚，多食不化者，宜香燥，如砂仁、丁香、木香、白术、半夏、神曲、薏苡仁、橘白、内金。若腻补则滞，忌地黄、山萸肉等。阴虚多指胃阴虚，其治，古人叶天士最善养胃阴，他常用的药物有：北沙参、麦冬、玉竹、花粉、石斛、生地、扁豆、粳米、甘草、冰糖等，此皆性味平和之品，补而不滞，清不损气。脾阴虚较少，常和肺阴虚并见，吴澄在《不居集》中说："理脾阴一法，扶脾即所以保肺，保肺即所以扶脾"。书载补脾阴良方：人参、河车、白芍、山药、扁豆、茯苓、橘红、甘草、莲肉、荷叶。食少泄泻者加冬瓜仁，汗多者加浮麦、牡蛎，嗽甚加枇杷叶，痰多加贝母，失血加血余炭、藕节，遗精加芡实、鱼鳔。

至于实证，多指实热、腑实证。大承气汤可急下实热燥结，以存阴救液，乃釜底抽薪之法，泻心汤、清胃散亦为常用之方，内中均有大苦大寒之品，不可久用，切记中病即止，谨防"苦寒伐胃。"

5.4.3　饮食调理很重要

宜少食多餐，定时定量，细嚼慢咽。忌食刺激性的食物，如咖啡、烟、酒、茶、辣椒、芥末、胡椒等。禁食生冷，饮食的温度应以不烫不凉为度。不吃过于坚硬、黏腻、油炸、腌制和不易消化食物，少吃含淀粉类食物，如土豆、芋头、粉丝、红薯、凉粉及苏打饼干、碳酸饮料等。

（四）吐酸病（胃食管反流病）

1．概述

胃食管反流病是指胃内容物反流入食管，引起不适症状和（或）并发症的一种疾病，在内镜下观察有三种类型：内镜未见食管及食管黏膜破损、可见食管远端黏膜破损、可见食管远端的鳞状上皮被柱状上皮取代。

吐酸病（胃食管反流病）隶属于中医"吐酸""食管瘅"等范畴。本病的发病机制主要是抗反流防御机制减弱和反流物对食管黏膜的攻击作用增强所致。多种因素参与的发病包括食管下段括约肌功能失调、食管廓清功能下降、食管组织抵抗力损伤、胃排空延迟、胃酸及胃蛋白酶等主要攻击因子对食管黏膜损害、幽门螺杆菌感染、社会心理因素、间质细胞数量减少等。

中医认为，本病可由情志不遂，肝胆失于疏泄，横逆犯胃；饮食不节，烟酒无度，灼伤胃经，胃气不和；平素脾胃虚弱，脾虚湿滞，浊阴不降，胃气反逆；素患胆病，胆热犯胃，上逆呕苦；肝火上炎，伤肺，肺失肃降，咳逆上气；各种因素导致脾气当升不升，胃气当降不降，肝不随脾升，胆不随胃降，以致胃气上逆，上犯食管而成本病。因此，本病的病位在食管和胃，与肝、胆、脾、肺关系密切，其基本病机可概括为：肝胆失于疏泄，胃失和降，胃气上逆。

2．诊断

2.1　临床表现

如患者有典型的胃灼热、反酸等反流症状，又无幽门梗阻等证据，临床上可考虑是本病。如果有食管外症状，又有反流症状，可考虑是反流相关或可能相关的食管外症状，例如：反流相关的咽喉不适、咳嗽、哮喘。但仅有食管外症状，而无典型的胃灼热和其他反流症状，尚不能诊断本病，宜进一步了解食管外症状发生的时间、与进餐和体位的关系，以及其他诱因，需注意有无重叠症状，如同时有本病和肠易激综合征或消化不良、焦虑抑郁状态以及睡眠障碍等。

2.2　相关检查

上消化道内镜检查是诊断反流性食管炎最准确的方法，有助于确定有无反流性食管炎及有无合并症和并发症，也有助于非糜烂性反流病的诊断，先行内镜检查比先行诊断性治疗能够有效地缩短诊断时间，24小时食管 pH 及胆红素监测的意义在于证实反流的存在与否，24小时食管 pH 及胆红素监测能详细显示酸与胆汁反流、昼夜反流规律、反流与症状的关系以及患者对治疗的反应，使治疗个体化。食管测压不直接反映胃食管反流，但能反映食管下段括约肌的屏障功能。食管钡餐和放射性核素检查对诊断有互补作用，但敏感性较低，使用不普遍。

2.3　诊断标准

2.3.1　中医诊断标准

参照 2017 年中华中医药学会脾胃病分会《胃食管反流病中医诊疗专家共识意见》。目前胃食管反流病尚无对应固定的中医病名。根据主症属于"吐酸""食管瘅""呕苦""吞酸""嘈杂"等范畴。

2.3.2　西医诊断标准

参照中华医学会消化病分会中国胃食管反流病共识意见专家组《中国胃食管反流病共识意见》（2014）。

临床症状：当患者出现包括反酸、胃灼热、胸骨后疼痛或不适、嗳气等典型症状，还有上腹痛、胃胀恶心或消化不良症状，或同时出现咽喉不适、吞咽困难、睡眠障碍等，食管外症状表现为慢性咳嗽、支气管哮喘、慢性喉炎、牙侵蚀症时，可考虑食管反流病，如能证实存在食管黏膜炎症和 / 或反流，则能明确诊断。

内镜检查及活检，可确定有无反流性病理改变。

3．鉴别

3.1　类病鉴别

3.1.1 吐酸病与悬饮之鉴别

二者均有胸痛。但悬饮之胸痛多为胸胁胀痛、持续不解、痛而不灼、和食饮无关，多伴有咳嗽、转侧或深呼吸时疼痛加重，或仅有咳嗽、咳痰等肺系证候，甚至寒热发作，病在上焦。

3.1.2 吐酸病与胸痹之鉴别

胸痹心痛多见胸中闷痛，甚或痛彻背部，短气喘息，病位在心，无灼热感。

3.1.3 吐酸病与癌性噎嗝之鉴别

二者于初起时十分相似，单靠症状很难区别，必须用内镜或 X 线钡餐检查以确诊。二者的病机和治法完全不同，故治疗前定要查清。

3.1.4 吐酸病与胃疡病之鉴别

胃疡病之疼痛为有周期性发作伴有节律性的上腹痛，而本病无此特点，疼痛的部位在胸骨后（剑突下），以吐酸、胃灼热、频繁嗳气为主症。

3.1.5 吐酸病与胃脘痛之鉴别

胃脘痛之疼痛在胃脘部，而吐酸病之疼痛主要在胸骨后或剑突下，且常伴咽喉食管部位不适。

3.1.6 吐酸病与梅核气之鉴别

梅核气以咽喉食管部位不适为主要症状，其特点是：咽中如有物梗阻，进食无碍，觉咽中有物但吐之不出，吞之不下，初无灼感，久无疼痛，系咽喉部位病变。本病无梅核气特点，且咽喉食管部位之不适亦非主要症状。

3.2 类证鉴别

3.2.1 肝胃郁热证与胆热犯胃证

二者均以胃灼热为主症，且都兼有疼痛、嗳气反流、嘈杂易饥等症状。但前者主症还有反酸，后者主症还有口苦咽干；前者常伴心烦易怒，后者常伴心烦失眠。

3.2.2 气郁痰阻证与肝胃不和证

二者均出现情志抑郁、胸胁胀满、急躁易怒等症状。但病位有别，前者系痰气阻于咽喉，致该部位不适而似有梗阻，常伴嗳气反流或吞咽不适，或声音嘶哑，半夜呛咳，甚至犹如噎嗝；后者兼见胃脘胀痛、呃逆嗳气、吞酸嘈杂等症状。

3.2.3　中虚气逆证与气逆证

二者均有胃气上逆，呕吐嗳气征象。但前者为脾胃同病，虚中夹实，常伴食少便溏、神疲乏力等脾虚症状，后者纯属实证，病变部位仅限于胃。

3.2.4　瘀血阻络证与气虚血瘀、气滞血瘀证

它们都有血瘀表现，但气虚血瘀证既有血瘀，又有气虚表现；气滞血瘀证既有血瘀，又有气滞表现。

4．辨证施治（主症必备，加次症 2 项以上即可诊断）

4.1　肝胃郁热证

主症：（1）胃灼热

　　　　（2）反酸

次症：（1）胸骨后灼痛

　　　　（2）胃脘灼痛

　　　　（3）脘腹胀满

　　　　（4）嗳气反流

　　　　（5）心烦易怒

　　　　（6）嘈杂易怒

　　　　（7）舌红苔黄，脉弦

治法：疏肝泄热，和胃降逆。

主方：柴胡疏肝散（《景岳全书》）合左金丸（《丹溪心法》）加减。

药物：柴胡、枳壳、炒白芍、丹皮、煅瓦楞子、香附、焦栀子、旋覆花、代赭石、黄连、吴茱萸、甘草。

4.2　胆热犯胃证

主症：（1）口苦咽干

　　　　（2）胃灼热

次症：（1）脘胁胀痛

　　　　（2）胸痛背痛

　　　　（3）反酸

　　　　（4）嗳气反流

　　　　（5）心烦失眠

(6) 嘈杂易饥

(7) 舌红苔黄腻，脉弦滑

治法：清化胆热，降气和胃。

主方：龙胆泻肝汤（《医方集解》）合温胆汤（《备急千金要方》）加减。

药物：龙胆草、柴胡、焦栀子、黄芩、当归、旋覆花、代赭石、半夏、竹茹、枳壳、陈皮、甘草。

4.3 中虚气逆证

主症：(1) 反酸或泛吐清水

(2) 嗳气反流

次症：(1) 胃脘隐痛

(2) 胃痞胀满

(3) 食欲不振

(4) 神疲乏力

(5) 大便溏薄

(6) 舌淡苔薄，脉细弱

治法：疏肝理气，健脾和胃。

主方：六君子汤（《医学正传》）合四逆散（《伤寒论》）加减。

药物：党参、炒白术、茯苓、柴胡、枳实、炒白芍、半夏、陈皮、生姜、大枣、甘草。

4.4 气郁痰阻证

主症：(1) 咽喉不适，如有痰阻

(2) 胸膺不适

次症：(1) 嗳气或反流

(2) 吞咽困难

(3) 声音嘶哑

(4) 半夜呛咳

(5) 舌苔白腻，脉弦滑

治法：旋覆代赭汤（《伤寒论》）合半夏厚朴汤（《金匮要略》）加减。

药物：旋覆花、代赭石、苏叶、半夏、厚朴、枳壳、茯苓、香附、甘草、太子参、生姜、大枣。

4.5 瘀血阻络证

主症：胸骨后灼痛或刺痛

次症：（1）后背痛

（2）呕血或黑便

（3）胃灼热、反酸

（4）嗳气反流

（5）胃脘隐痛

（6）舌质紫暗或有瘀斑，脉涩

治法：活血化瘀，行气通络。

主方：血府逐瘀汤（《医林改错》）加减。

药物：桃仁、红花、当归、赤芍、川芎、生地、桔梗、元胡、柴胡、枳壳、半夏、陈皮。

5. 运用基本方（吐酸病方）加减治疗吐酸病（胃食管反流病）的经验

5.1 吐酸病方的组成

旋覆花 15g	代赭石 15g	茯苓 10g	法半夏 10g
炙甘草 3g	黄连 3g	橘红 10g	太子参 10g（或人参 3g）
延胡索 10g	乌贼骨 10g	瓦楞子 10g	海蛤壳 10g
大枣 4 枚	生姜 5 片		

5.2 方义

本方源于《伤寒论》，由旋覆代赭汤加减而成。方中旋覆花开结气，降痰，利气下行；代赭石质重、沉降，平冲镇逆；茯苓健脾安神、化痰湿，伍以半夏、生姜、大枣、橘红化痰和胃，降逆止呕；黄连清热解毒燥湿，利胆制酸止吐；乌贼骨、瓦楞子、海蛤壳制酸和胃；延胡索活血止痛，抑制胃酸；人参、大枣、甘草协力安定中州，养正升清，使降中有升，不使沉降太过；黄连与甘草、生姜同用，避免苦寒伐胃。诸药合用，温清协调，浊降清升，中焦健运，痰浊涤除，诸症悉愈。

5.3 加减

偏肝胃郁热者，去人参、炙甘草、生姜，选加柴胡、枳壳、丹皮、焦栀子、左金丸。

偏胆热犯胃者，去人参（或太子参）、大枣、炙甘草、生姜，选加龙胆草、黄芩、竹茹、焦栀子、柴胡。

偏中虚气滞者，选加理中汤、枳术丸、白豆蔻、砂仁、佛手、紫苏、白芷。

偏气郁痰阻者，去党参（或太子参）、大枣、炙甘草、生姜、黄连、延胡索，选加苏梗、厚朴、枳壳、香附、浙贝母、藿香。

偏瘀血阻络者，去人参（或太子参）、大枣、炙甘草、生姜、黄连，选加桃仁、红花、当归、赤芍、川芎、生地、白及、桔梗、柴胡。

反酸剧者，可选加左金丸 6g（冲）、煅鸡蛋壳 20g（冲）、玉枢散 2分（冲）、煅龙骨、煅牡蛎等。

胃灼热剧者，可选加柴胡、黄芩、焦栀子、川楝子、蒲公英。

胸骨后痛者，可选加守宫粉 2g（冲）或米壳粉 1g 冲服，或加白芍、川楝子、炙乳香、炙没药、丹参、降香。

嗳气、呃逆频者，可选加沉香、丁香、柿蒂、枇杷叶、香附、橘皮、竹茹、刀豆、佛手、白豆蔻。

5.4　体会

5.4.1　本病之病因病机，乃因各种不良因素刺激导致脾气当升不升，胃气当降不降。肝不随脾升，胆不随胃降，肝胆失于疏泄，胃失和降，胃气上犯食管而成本病。故治疗以疏肝和胃、降逆止吐为主，重于降，但不能过。一定要降中有升，升降有度，故方选旋覆代赭石汤加入大队沉降之品，配以少量升浮之药，再依辨证加减施治，实乃标本兼治之法也。清·华岫云在升降脾胃方面颇有独到之处，他说："脾为阴土，升则健，胃为阳土，降则和。"堪为座右铭。他认为香砂六君子汤是升降各半的，而补中益气汤则升多于降。欲升清，还可加藿香、紫苏、白芷、桔梗诸味；若降浊，还可加茯苓、通草、薏苡仁、半夏、厚朴之属。

5.4.2　古人谓："呕苦知邪在胆，吐酸知火入肝"，吐酸病与肝胆火郁关系甚密。然而，吐酸病因不唯属火，还与气滞、气逆或血瘀、痰浊、外感、食滞等因素有关。若由外感风寒而诱发者，可伍用麻黄汤、小柴胡汤或柴胡桂枝汤；若由内伤生冷饮食而诱发者，可伍用藿香正气散、楂曲平胃散；若内有积滞，复感外寒，张景岳认为肌表暴受风寒，胃阳被抑不舒，可使浊滞随见而即刻作酸，主张用香燥之剂以解其表；若由外感热病诱发者，且降其火，呕必自止，宜加黄芩、黄连、竹茹、石斛、芦根之属，忌半夏、生姜、吴茱萸；若因郁怒过度，肝气不舒而诱发者，则伍以疏肝调脾胃之剂，如逍遥丸、越鞠丸之类；伴有痰浊壅滞者，可选加郁金、枳壳、贝母、竹沥；伴有血瘀表现者，还可选加地龙、土鳖虫、当归、山甲、桃仁、丹皮等。

5.4.3　凡吞酸、吐酸、灼感、痛感等症状，皆因胃气上逆、胃酸上泛引起，遇此可加重制酸药之味数与剂量。如煅蛋壳、白螺蛳壳、海蛤壳、石决明、煅龙骨、煅牡蛎等，用量均在 20g 左右。凡疼痛者，除制酸药可减轻疼痛外，还可加大元胡量，另可加用解痉药如芍药、甘草，降逆药如厚朴、沉香、降香等。

（五）泄泻病（腹泻型肠易激综合征）

1. 概述

肠易激综合征（IBS）是指一种以腹泻或腹部不适伴排便习惯改变和（或）大便性状异常的功能性肠病，该病缺乏可解释症状的形态学改变和生化异常，属于中医"泄泻""便秘""腹痛"范畴。该病是继感冒之后的第二大常见疾病，一般认为，IBS 是一种多因素引起的疾病，其病因和发病机制尚未完全阐明。IBS 的病理生理学基础主要包括以下几个方面：肠道动力和肠道平滑肌功能障碍、内脏感觉异常、脑肠轴机制、精神心理因素、消化道激素及全肠道感染、小肠细菌过度增长或小肠细菌移位等。

本病的发生多由素体脾胃虚弱或久病伤脾，饮食不节，损伤脾胃；情志不遂，肝气郁结，久则横逆犯脾；水湿不行，痰湿内阻；日久失治，损伤脾胃等所致。诸多原因导致脾失健运，运化失司，形成水湿、痰瘀、食积等病理产物，阻滞中焦气机，导致肠道功能紊乱，肝失疏泄，横逆犯脾，脾气不升则腹胀、腹泻；若腑气通降不利则腹痛；肠腑传导失司则便秘。因此，本病病位在肠，涉及肝、脾、胃，脾胃虚弱和肝气疏泄障碍存在于肠易激综合征发展的整个过程，肝郁脾虚是导致肠易激综合征发生的重要因素。

2．诊断

2.1 临床表现

肠易激综合征的主要临床表现是腹部不适或腹痛，与排便相关。包括腹痛频率，腹痛伴排便异常，排便后腹痛缓解及黏液便等。询问病史时需了解：

（1）腹痛部位及其程度和频数。

（2）症状的发生与排便的关系，有无夜间出现症状，以及症状与体位的关系。

（3）与进餐有无关系，有无体质下降以及营养状况变化。

（4）患者的进食行为、心理状态以及是否影响生活质量。

（5）有无重叠症状，如胃灼热、反酸、焦虑、抑郁等。

（6）引起腹泻或便秘的可能病因，注意有无报警征象。报警征象包括：发热、消瘦、贫血、腹部包块、频繁呕吐、呕血或黑便、年龄>40 岁的初发病者、有肿瘤（结肠癌）家族史等。对有报警征象者，建议及时进行相关检查，对有精神障碍者，也建议及时进行心理评估，明确排除器质性疾病，对解释病情更为有利。

2.2 相关检查

对初诊的肠易激综合征患者，应在详细采集病史和进行体格检查的基础上，有针对性地选择辅助检查。一般情况良好，具有典型的 IBS 症状者，粪便常规（红细胞、白细胞、潜血试验、寄生虫）为必要的检查，可视情况选择相关的检查，也可先予治疗，视治疗反应有必要时再选择进一步检查。建议将结肠镜检查作为除外器质性疾病的重要手段，其他的辅助检查包括全血细胞计数、粪便潜血及镜检、粪便培养、肝肾功能、红细胞沉降率等生化检查、腹部超声检查和消化系统肿瘤标志物检测，必要时行腹部 CT 扫描，钡餐灌肠检查酌情使用。对诊断可疑或症状顽固、治疗无效者，应有选择地做进一步的检查：血钙、甲状腺功能检查、乳糖氢呼气试验 >2 小时、粪便脂肪定量、胃肠通过时间测定、肛门直肠压力测定等对其动力和感知功能进行评估，指导并调整治疗方案。

2.3 诊断标准

2.3.1 中医诊断标准

参照中华中医药学会脾胃病分会《肠易激综合征中医诊疗共识意见

（2010 年）》。

诊断要点：泄泻以腹痛、大便粪质清稀为主要依据，或大便次数增多，粪质清稀，甚则如水样，或泻下完谷不化，常先有腹胀、腹痛，旋即泄泻。

2.3.2　西医诊断标准

参照中华医学会消化病学分会胃肠动力学组和胃肠功能性疾病协作组《中国肠易激综合征专家共识意见（2015 年，上海）》。反复发作的腹痛和不适，诊断前症状出现至少 6 个月，最近 3 个月内每个月至少有 3 天出现症状，合并以下 2 项或多条：

（1）排便后症状缓解。

（2）发作时伴有排便频率改变。

（3）发作时伴有大便性状（外观）改变。不适意味着感觉不舒服而非疼痛，在病理生理学研究和临床试验中，筛选可评估的患者时，疼痛和（或）不适出现的频率至少为每周 2 天。

3．鉴别

3.1　类病鉴别

3.1.1　泄泻病与功能性消化不良病之鉴别

两者都是功能性疾病，但病位不同，本病在中下腹部，后者在上腹部，本病之腹泻或腹部不适与排便异常相关，后者也可出现泄泻，但以早饱、上腹痛或不适为主症。二者主要症状明显不同。

3.1.2　泄泻病与久痢之鉴别

二者均有持续或反复发作的腹泻，但本病之腹泻，以粪质清稀甚或水样为主要依据，或泻下完谷不化，或先有腹痛，继而腹泻。而久痢之腹泻，多为黏液脓血便，伴有腹痛，里急后重。

3.2　类证鉴别

3.2.1　肝郁脾虚证与脾胃虚弱证

二者都有脾胃虚弱的表现，但肝郁脾虚之腹泻每因情志怫郁而引起，伴有腹痛、肠鸣、泻后痛减，脾胃虚弱证常表现为餐后即泻、时溏时泻、腹痛隐隐。

3.2.2　脾胃虚弱证与脾肾阳虚证

脾肾阳虚证为晨起腹痛即泻、完谷不化、腹部冷痛、得温痛减、形寒肢冷、腰膝酸软，而脾胃虚弱证无此特征。

3.2.3　脾肾阳虚证与脾虚湿盛证

脾肾阳虚证除脾阳虚症状外，还有肾阳虚症状，如五更泻、腰膝酸软等，而脾虚湿盛证无肾阳虚表现，其表现以脾虚和湿邪内盛为主，如胸闷、泛恶、头身困重、四肢困倦、舌苔白腻，其泻为时溏时泻、餐后即泻等。二者不难区别。

3.2.4　脾虚湿盛证与肝郁脾虚证

二者在临床均有脾虚表现，如食少纳呆、腹胀便溏、肠鸣矢气等。但脾虚湿盛证乃由湿邪伤脾，或脾虚水湿内生，湿伤脾阳，运化失司，症见头身困重、胸闷、泄泻、舌苔白腻、气候潮湿时加重等，而肝郁脾虚证为肝和脾两脏功能失调，必见精神抑郁，或烦躁易怒、胸胁胀满疼痛、善太息等肝郁气滞症状。情绪不良时可诱发或加重，可资鉴别。

4．辨证施治（主症必备，加次症 2 项以上即可诊断）

4.1　肝郁脾虚证

主症：（1）每因情志怫郁即腹痛、肠鸣、泄泻

　　　　（2）脘腹痞满、急躁易怒

次症：（1）嗳气少食

　　　　（2）舌边红，苔薄白，脉弦

治法：抑肝扶脾。

主方：痛泻药方（《丹溪心法》）加减。

药物：白术、炒白芍、防风、陈皮、郁金、佛手、茯苓、太子参。

中成药：逍遥丸、加味逍遥丸、疏肝丸。

4.2　脾胃虚弱证

主症：（1）腹痛隐隐、胸闷不舒

　　　　（2）餐后即泻，大便时溏时泻，夹有黏液

次症：（1）面色萎黄

　　　　（2）肢体倦怠

　　　　（3）舌淡苔白，脉沉细弱

治法：健脾益气。

主方：参苓白术散（《太平惠民和剂局方》）加减。

药物：党参、白术、茯苓、桔梗、山药、砂仁、薏苡仁、莲肉。

中成药：参苓白术散、补脾益肠丸、人参健脾丸、健脾八珍糕。

4.3　脾肾阳虚证

主症：（1）晨起腹痛即腹泻，完谷不化

　　　（2）腹部冷痛，得温痛减

　　　（3）形寒肢冷

次症：（1）腰膝酸软

　　　（2）不思饮食

　　　（3）舌淡胖，苔白滑

　　　（4）脉沉细

治法：温补脾肾。

主方：附子理中汤（《太平惠民和剂局方》）合四神丸（《内科摘要》）加减。

药物：炮附子、干姜、党参、白术、山药、五味子、补骨脂、肉豆蔻、吴茱萸、甘草。

中成药：固本益肠丸、四神丸、附子理中丸。

5．运用基本方（泄泻方）加减治疗腹泻型肠易激综合征的经验

5.1　泄泻方组成

泄泻方中含有木香、砂仁、枳壳、党参、白术、桔梗、莲肉、茯苓、山药、薏苡仁、甘草、炒白芍、防风、陈皮。

5.2　方义

本方乃参苓白术散合香砂枳术丸、痛泻药方加减而成。党参、白术、桔梗、莲肉、山药、甘草升清健脾，益气止泻；木香、砂仁、薏苡仁、枳壳、陈皮、炒白芍理气宽胸，健脾开胃，消胀除满，止痛下气，化滞祛湿。两组药一升一降，调理脾胃，消补并重。炒白芍酸收，养血柔肝，缓急止痛，利湿。防风为脾经引经药，既能祛风除湿助止泻，又可散肝舒脾以止痛，更加桔梗载药上行，且能宣肺利气，通调水道，以除湿健脾。诸药合用，升降有序，消补适当。气机通调则疼痛止，中州健运而泄泻愈。

5.3　加减

偏肝郁脾虚者，加郁金、佛手、柴胡、香附、乌药。

偏脾胃虚弱者，去炒白芍、防风、木香、枳壳，重用山药，加白

扁豆。

偏脾肾阳虚者，选加炮附子、炮姜、补骨脂、肉豆蔻、五味子、吴茱萸。

偏脾虚湿盛者，去炒白芍、防风、枳壳，加木通、车前子、藿香、佩兰、甘松。

湿热甚，苔黄腻者，去党参、木香、砂仁，加黄连、煨木香、茵陈。

寒湿著者，去白芍、枳壳，加苍术、厚朴、炮姜。

兼饮食积滞者，加炒谷麦芽、焦山楂、炙内金。

久泻者，加炒升麻、煨诃子、炒石榴皮，甚则加米壳。

久泻阴伤者，加石斛、北沙参、麦冬、生地、玄参、玉竹。

5.4 体会

5.4.1 本病易反复，易致营养不良，体质下降，不可因一时的症状缓解而放松检查和调理，以免产生器质性的并发症。治疗务必彻底。

5.4.2 本病病程长，因吸收不良而日渐消瘦，应鼓励患者正确对待疾病，解除思想顾虑，增强治愈的信心和耐心。要保持良好的情绪，避免生气、紧张、焦虑、忧愁、烦恼等精神创伤。

5.4.3 调摄饮食很重要，饮食要定时定量，不可过饥过饱，宜戒烟酒，禁食辛辣、生冷、烧烤煎炸食物，避免进食不能耐受的食品，如奶制品、豆制品、高脂肪、黏腻之品、剩饭剩菜或怀疑变质的食品等。

5.4.4 避免容易引起过敏的因素，加强应对气候变化的适应性措施，慎重使用对胃肠道有损害的药物。

5.4.5 起居有常，劳逸结合，适当锻炼，增强体质。必要时也可配合理疗、针灸、推拿等措施。

（六）久痢（溃疡性结肠炎）

1. 概述

溃疡性结肠炎（UC）是消化内科的常见疑难病，近年来，国内外关于炎症性肠病的诊治指南与共识意见相继更新发表。2009 年 10 月 16—19 日，中华中医药学会脾胃病分会第 21 届全国脾胃病学术会议在深圳召开，制定了《溃疡性结肠炎中医诊疗共识意见》，2010 年 1 月 9

日由核心专家组在北京进行了最后的审定。

溃疡性结肠炎是一种主要累及直肠、结肠黏膜和黏膜下层的慢性非特异性炎症，属于"休息痢""久痢""肠澼"范畴。临床主要表现为腹痛、腹泻、黏液脓血便等。

UC 的病因及发病机制尚未明确，目前认为和遗传易感性、免疫调节紊乱、感染及环境等因素有关。遗传研究方面发现本病的发病有明显的种族差异和家族聚集性。免疫学方面认为多种因素参与了 UC 的发病，这些因素可能触发了一个连续的、慢性免疫过程。中性粒细胞、巨噬细胞、肥大细胞和淋巴细胞、自然杀伤（NK）细胞等参与了此过程。这些效应细胞释放的抗体、细胞因子和炎症介质引起肠黏膜组织破坏和炎性病变。感染也是病因研究中备受关注的问题，感染可能作为 UC 发病的始动因素。引起免疫反应，或者作抗原扳机引起肠道黏膜炎性反应。环境致病因素研究认为本病的发病系外因通过人体的自身免疫反应机制，导致肠上皮和组织细胞持久的损伤。

中医学认为本病乃因外感时邪、饮食不节（洁）、情志内伤、素体脾肾不足所致，基本病理因素有气滞、湿热、血瘀、痰浊等，本病病位在大肠，涉及脾、肝、肾、肺诸脏。湿热蕴肠、气滞络瘀为基本病机，脾虚失运为主要发病基础，饮食不调是主要发病诱因。本病多为本虚标实证，活动期以标实为主，主要为湿热蕴肠，气血不调；缓解期属本虚标实，主要为正虚邪恋，运化失健，且本虚多呈脾虚，亦有兼肾亏者。

不同症状的病机侧重点有所不同，以脓血便为主者是湿热蕴肠，脂膜血络受伤；以泄泻为主者需分辨虚实，实证为湿热蕴肠，大肠传导失司，虚证为脾虚湿盛，运化失健；以便血为主者，实证为湿热蕴肠，损伤肠络，络损血溢，虚证为湿热伤阴，虚火内炽，灼伤肠络。二者的病机关键均有瘀热阻络，迫血妄行。腹痛实证的主要病机是湿热蕴肠，气血不调，肠络阻滞，不通则痛；虚证为土虚木旺，肝脾失调，虚风内扰，肠络失和。

2．诊断

2.1　临床表现

有持续或反复发作的腹泻、黏液脓血便，伴腹痛、里急后重和不同程度的全身症状。病程多大于 6 周，可有关节、皮肤、眼、口腔及肝胆等肠道外表现。

2.2 相关检查

2.2.1 结肠镜检查

病变多从直肠开始呈连续性、弥漫性分布。表现为：①黏膜血管纹理模糊、紊乱或消失、充血、水肿、质脆、出血、脓性分泌物附着，亦常见黏膜粗糙，呈细颗粒状；②病变明显处可见弥漫性、多发性糜烂或溃疡；③缓解期患者可见结肠袋囊变浅、变钝或消失、假息肉及桥形黏膜等。

2.2.2 钡剂灌肠检查

①黏膜粗乱和（或）颗粒样改变；②肠管边缘呈锯齿状或毛刺样，肠壁有多发性、小充盈缺损；③肠管短缩、袋囊消失呈铅管样。

2.2.3 黏膜组织学检查

活动期和缓解期有不同表现。

活动期：①固有膜内有弥漫性慢性炎症细胞、中性粒细胞、嗜酸性粒细胞浸润；②隐窝内有急性炎症细胞浸润，尤其是上皮细胞间有中性粒细胞浸润及隐窝炎，甚至形成隐窝脓肿，脓肿可溃入固有膜；③隐窝上皮增生，杯状细胞减少；④可见黏膜表层糜烂、溃疡形成和肉芽组织增生。

缓解期：①中性粒细胞消失、慢性炎症细胞减少；②隐窝大小、形态不规则，排列紊乱；③腺上皮与黏膜肌层间隙增宽；④潘氏细胞增生。

2.3 诊断标准

2.3.1 中医诊断标准

参照2016年中华中医药学会脾肾病分会制定的《溃疡性结肠炎中医诊疗共识》。

（1）有持续或反复发作的腹泻、黏液脓血便，伴有腹痛、里急后重和不同程度的全身症状。

（2）病程较长，多在4～6周及以上，常持续或反复发作。

（3）发病常与饮食、情志、起居、寒温等诱因有关。

（4）结合结肠镜、钡剂灌肠、结肠黏膜组织学检查结果即可确诊。

2.3.2 西医诊断标准

参照 2012 年中华医学会消化病分会炎症性肠病学组《炎症性肠病诊断与治疗的共识意见》。

诊断标准：缺乏金标准，主要结合临床表现、内镜和病理组织学进行综合分析，在排除细菌性痢疾、阿米巴痢疾、慢性血吸虫病、肠结核等感染性结肠炎以及缺血性结肠炎、放射性结肠炎、孤立性直肠溃疡、结肠克罗恩病后，可按下列标准诊断：

（1）确诊：①腹泻或便血 6 周以上，结肠镜检查发现一个以上的下述表现：黏膜易脆、点状出血、弥漫性炎性糜烂、溃疡；或钡剂检查发现溃疡，肠腔狭窄或结肠短缩。同时伴有明确的黏膜组织学改变：活动期炎性细胞浸润、隐窝脓肿、杯状细胞缺失。缓解期隐窝结构异常（扭曲分支），隐窝萎缩。②手术切除或活检标本在显微镜下有特征性改变。

（2）疑诊：①病史不典型，结肠镜或钡剂灌肠检查有相应表现；或有相应病史，伴可疑的结肠镜检查表现，无钡剂灌肠检查；或有典型病史，伴可疑的钡剂灌肠检查发现，无结肠镜检查报告，均缺乏组织学证据。②手术标本大体表现典型，但组织学检查不肯定。

（3）诊断内容：完整的诊断应包括疾病的基本类型（初发型、慢性复发型、慢性持续型和暴发型）、严重程度（轻度、中度和重度）、病情分期（活动期、缓解期）、病变范围（直肠炎、左半结肠和广泛结肠）、肠外表现和并发症（大出血、穿孔、中毒性巨结肠和癌变等）。如 UC 初发型、中度、活动期、左半结肠受累。

3．鉴别

3.1 类病鉴别

3.1.1 久痢与泄泻病（肠易激综合征）之鉴别

本病是一种主要累及直肠、结肠黏膜和黏膜下层的慢性非特异性炎症，黏膜组织有破坏，而泄泻病仅是一种功能性肠病，无炎症，黏膜无损伤；本病的临床表现为腹痛、里急后重、腹泻、黏液脓血便等，而泄泻病虽有腹泻或腹痛，但无黏液脓血便。腹泻物以粪质清稀或水样为主要依据，或泻下完谷不化，或先有腹痛，继而腹泻等可资鉴别。

3.1.2 久痢与痢疾（细菌性痢疾）之鉴别

二者皆称痢疾，临床表现颇为相似，但久痢系非特异性炎症性病，而菌痢则是由志贺菌引起的肠道传染病，前者病因虽未明，但确知不是细菌，而后者之病因已明确为志贺菌属。久痢之全身症状常不明显，而菌痢则多较明显，如畏寒、发热、头痛，甚至高热烦躁、恶心呕吐，以及出现惊厥、谵妄、少尿、休克、呼吸衰竭等危象，久痢腹泻的次数相对较少，而菌痢则每天可达十数次或数十次之多，量少而腹痛及里急后重较剧。痢疾之诊断主要依据粪便镜检加培养，血常规有参考价值，而久痢则主要依据结肠镜、钡剂灌肠和黏膜组织学检查。

3.2 类证鉴别

3.2.1 脾肾阳虚证与脾虚湿蕴证

二者均有脾虚，但脾肾阳虚者不仅脾阳虚，肾阳也虚，而脾虚湿蕴证只有寒湿困脾，而无肾阳虚表现。前者纯虚，后者虚中夹实。前者表现为久泻不止，夹有白冻，甚则完谷不化，滑泄不禁，常伴腹痛、喜温喜按、腰膝酸软，症状较明显；后者表现为大便溏薄，黏液白多赤少，腹痛隐隐，神疲倦怠等，症状较轻。

3.2.2 阴血亏虚证与津液亏损证

久痢之阴血亏虚证系久痢引起，而津液亏损证可由大汗、吐泻或燥热之邪引起。前者表现为排便困难、舌红少津、少苔或无苔、腹中隐隐灼痛、午后低热、口燥咽干、头晕目眩、心烦等。而津液亏损证仅表现为咽干口渴、唇舌干燥、皮肤干燥、尿少、大便燥结等一系列津伤表现，无腹中灼痛、午后低热、头晕目眩、心烦等症状。

3.2.3 肝郁脾虚证与脾虚湿蕴证

二者均有腹痛、便溏、食少、腹胀等症，但腹痛的特点明显有别：肝郁脾虚证表现为腹痛即泻，泻后痛减，常因情志或饮食因素而诱发；脾虚湿蕴证仅表现为腹痛隐隐，与情志变化关系不明显，但肢体倦怠、神疲懒言等症状较著。

3.2.4 大肠湿热证与大肠结热证

二者均为热结大肠之证，属实证。但大肠湿热证是热与湿结，既有热象，又有湿象，大便稀而黏稠不爽，或有黏液脓血，肛门灼热，里急后重，舌苔黄腻，脉滑数；大肠结热证为燥与热结，不兼湿，无下利，症见大便干燥秘结，肛门灼热，腹部胀满，硬痛拒按，舌上无苔，或苔黄燥，或舌生芒刺，脉洪数。

4．辨证施治（主症必备，加次症 2 项以上即可）

4.1　大肠湿热证

主症：（1）腹痛、腹泻、便下黏液脓血

　　　　（2）舌质红，苔黄腻

次症：（1）肛门灼热

　　　　（2）里急后重

　　　　（3）身热，小便短赤

　　　　（4）口干，口苦，口臭

　　　　（5）脉滑数

治法：清热化湿，调气行血。

主方：芍药汤（《素问病机气宜保命集》）加减。

药物：黄连、黄芩、白头翁、木香、炒当归、炒白芍、生地榆、白芨、肉桂、生甘草。

中成药：香连丸 3 ～ 6g，2 ～ 3 次 / 日，小儿酌减。肠胃康 8g，3 次 / 日。

4.2　脾虚湿蕴证

主症：（1）大便溏薄，黏液白多赤少，或为白冻

　　　　（2）舌质淡红，边有齿痕，苔白腻

次症：（1）腹痛隐隐

　　　　（2）脘腹胀满，食少纳差

　　　　（3）肢体倦怠，神疲，懒言

　　　　（4）脉细弱或细滑

治法：健脾益气，化湿助运。

主方：参苓白术散（《太平惠民和剂局方》）加减。

药物：党参、茯苓、炒白术、山药、炒薏苡仁、砂仁、陈皮、桔梗、木香、黄连、地榆、炙甘草。

中成药：参苓白术散 6g，3 次 / 日。

4.3　寒热错杂证

主症：（1）下痢稀薄，夹有黏冻，反复发作

　　　　（2）舌质红，或舌淡红，苔薄黄

次症：（1）腹痛绵绵

　　　　（2）四肢不温

　　　　（3）腹部有灼热感、烦渴

　　　　（4）脉弦或细弦

治法：温中补虚，清热化湿。

主方：乌梅丸（《伤寒论》）加减。

药物：乌梅、黄连、黄柏、肉桂、细辛、干姜、党参、炒当归、制附片。

中成药：乌梅丸2丸/次，2～3次/日。

4.4　肝郁脾虚证

主症：（1）腹痛即泻，泻后痛减

　　　　（2）常因情志或饮食因素诱发，大便次数增多

次症：（1）大便稀薄，或黏液便

　　　　（2）情绪抑郁或焦虑不安

　　　　（3）嗳气不爽，食少腹胀

　　　　（4）舌质淡红，苔薄白

　　　　（5）脉弦或弦细

治法：疏肝理气，健脾和中。

主方：痛泻要方（《景岳全书》引刘草窗方》）合四逆散（《伤寒论》）加减。

药物：陈皮、炒白术、炒白芍、防风、炒柴胡、炒枳实、党参、茯苓、炙甘草。

中成药：固肠止泻丸（结肠炎丸）4g（浓缩丸）或5g（水丸），3次/日。

4.5　脾肾阳虚证

主症：（1）久泻不止，夹有白冻，甚则完谷不化，滑脱不禁

　　　　（2）形寒肢冷

次症：（1）腹痛喜温喜按

　　　　（2）腹胀，食少纳差

　　　　（3）腰膝酸软

　　　　（4）舌质淡胖，或有齿痕，苔薄白润

　　　　（5）脉沉细

治法：健脾补肾，温阳化湿。

主方：理中汤（《伤寒论》）合四神丸（《证治准绳》）加减。

药物：党参、炮姜、炒白术、炙甘草、补骨脂、肉豆蔻、吴茱萸、五味子、生姜、大枣。

中成药：

（1）补脾益肠丸：6g，3 日 / 次，儿童酌减；重症加倍，或遵医嘱。30 天为一个疗程，一般连服 2 ~ 3 个疗程。适用于脾虚证。

（2）固本益肠片：8 片 / 次，3 次 / 日；小儿酌减或遵医嘱。30 天为一个疗程，连服 2 ~ 3 个疗程。适用于脾虚或脾肾阳虚证。

（3）附子理中丸：6g，每日 3 次。

4.6　阴血亏虚证

主症：（1）排便困难，粪夹少量黏液脓血

　　　（2）舌红少津，少苔或无苔

次症：（1）腹中隐隐灼痛

　　　（2）午后低热，盗汗

　　　（3）口燥咽干

　　　（4）头晕目眩，心烦不安

　　　（5）脉细数

治法：滋阴清肠，养血宁络。

主方：驻车丸（《备急千金要方》）加减。

药物：黄连、阿胶、当归、太子参、生地黄、麦冬、白芍、乌梅、石斛、山药、炙甘草。

4.7　其他疗法

4.7.1　灌肠。中药灌肠治疗对 UC 有确切的疗效，治疗 UC 的常用灌肠中药有：

（1）敛疮生肌类：儿茶、白及、赤石脂、椿根皮、五倍子、枯矾、炉甘石、诃子、锡类散等。

（2）活血化瘀和凉血止血类：蒲黄、丹参、参三七、地榆、槐花、仙鹤草、血竭、侧柏叶和云南白药等。

（3）清热解毒药：青黛、黄连、黄柏、白头翁、秦皮、败酱草、苦参、金银花、鱼腥草、白蔹等。

（4）当代国医大师徐景藩灌肠方：中药灌肠直达病所，结合散剂增效。地榆 30g，石菖蒲 20g，白及 10g。清热解毒，凉血止血，收敛生肌；脓血便显著者，加黄柏 15g，败酱草 30g，紫草 15g；泻频者，加石榴皮 20g，秦皮 10g；大便干有血者，加生大黄 10g；溃疡大者，加云南白药、三七粉、锡类散；久利脾虚生湿者，配用散剂口服：使君子粉 500g，研极细，米粉 1000g，分别贮于瓶中，防潮，每次取君子粉 30g，米粉 60g，加白糖适量，加水调匀，边煮边搅，煮熟成糊服下，1～2 次／日，以红枣煎汤代下更佳。

4.7.2　针灸。治疗 UC 的常用取穴有：脾俞、天枢、足三里、大肠俞、气海、关元、太冲、肺俞、神阙、阴陵泉、中脘、丰隆。

5．运用基本方（久痢方）加减治疗溃疡性结肠炎的经验

5.1　组成

白头翁 10g	秦皮 10g	葛根 10g	蛇舌草 15g
穿心莲 15g	柴胡 10g	枳实 10g	白芍 15g
甘草 6g	元胡 15g	仙鹤草 15g	三七粉 3g（冲）
槐花 10g	炙内金 15g	焦山楂 15g	熟大黄 4g
桃仁 6g	厚朴 10g		

5.2　方义

痢下脓血黏液，多为湿热所致，故以白头翁、秦皮、葛根、蛇舌草、穿心莲等清化湿热为重点。白头翁、秦皮清热燥湿解毒，凉血止痢，现代研究证明，它们还有抗病毒、抑菌、防癌和强心、降压、镇静、镇痛、抗痉挛等作用；葛根有升阳、健脾止泻作用；蛇舌草清热解毒、消痛散结、利水除湿、防治癌肿；穿心莲清热化湿、凉血消肿，现代研究证明，其有明显的抗菌消炎、保肝利胆、抗病毒、抗血栓、免疫抑制和抗癌等作用。白头翁、蛇舌草、穿心莲合用，既增强了清热解毒之功，又可有效地防止该病转化为癌。

痛泻，多属肝旺乘脾，柴胡、枳实、白芍、甘草即四逆散，系和理肝脾之要方，柴胡与枳实同用，升清降浊，芍药与甘草同用，缓解挛急，对肝脾不和的泄痢疼痛有良效。

便下脓血者，多因热伤血络，血滞肠中，故以白芍、仙鹤草、槐花、元胡、三七化瘀止血，调血止痢。白芍养血、柔肝、缓急止痛、除

血痹、破坚积、补脾肾、止泻痢；仙鹤草收敛止血、解毒疗疮、治脱力劳伤，现代研究证明，其有抗菌消炎、止血、强心、驱虫、抗癌等作用；槐花有凉血止血、清肝泻火作用，主治肠风、便血、痔血、血痢；元胡活血散瘀、行气止痛，《本草纲目》谓其"能行血中气滞、气中血滞，专治一身上下诸痛"；三七活血化瘀、去瘀生新、止血不留瘀，能行血，能止血，亦可补血，据现代研究证明，其还有抗炎，增强免疫，抗肿瘤等作用。

滞下多因积滞，所谓无积不成利也，故以炙内金、焦山楂、熟大黄、桃仁、厚朴等消积导滞。其中内金、山楂消食滞，桃仁化血滞，厚朴行气滞，熟大黄善祛湿热瘀毒之积滞。

5.3 加减

偏大肠湿热者，可选加黄连、黄芩、地榆、黄柏、苦参、马齿苋、银花、地锦草等。

偏脾虚湿蕴者，可选加党参、茯苓、白术、煨木香、黄芪、薏苡仁，适当减轻白头翁、秦皮之属。

寒热错杂者，酌加祛寒之品，如细辛、干姜、肉桂、制附片等。

偏肝郁脾虚者，宜减轻清热解毒之量，酌加陈皮、白术、防风、党参、茯苓。

脾肾阳虚者，宜用理中汤合四神丸加减。

阴血亏虚者，用驻车丸（黄连、干姜、当归、阿胶）加减。

大便脓血较多者，选加败酱草、槐角、黄连、车前子、大青叶、紫珠草、马齿苋。

以便血为主者，选加紫草、水牛角、白及、藕节炭。

腹痛剧者，加徐长卿、白芷、乌药。

伴发热者，加银花，重用葛根。

畏寒肢冷者，选加干姜、乌药、肉桂、细辛。

大便黏液白冻较多者，加苍术、薏苡仁、防风、木香。

里急后重者，加槟榔、炒枳壳。

胁肋、小腹胀满者，加香附、郁金、乌药、沉香。

久泻气陷者，加升麻、柴胡、荷叶、糖参、黄芪。

气阴两虚者，加北沙参、麦冬、生地、白参。

滑脱不禁或虚坐努责者，加赤石脂、石榴皮、诃子、米壳、乌梅。

若无排便不畅者，去大黄。

若无出血者，去仙鹤草、三七、槐花、桃仁。

5.4 体会

5.4.1 溃疡性结肠炎初起或急性发作多属湿热为患，常以黏液脓血便为主要表现，清热化湿是治疗大法，腹痛亦属常见症状，多属肝旺乘脾，故泻肝健脾亦为常用之法。若痛位固定，则为气血结聚，则当配用行气活血之法。出血常由热伤血络，血滞肠中，宜清热化瘀、凉血、止血。大便不爽，黏液多，与湿蕴、食积、气滞血瘀相关，故需配合消食导滞之法。这是一般的治疗原则。

5.4.2 痢久迁延，出现白冻黏液便时，常为素体阳虚之人。若寒药用之太久，使病情转化为寒湿滞肠，脾阳不振，此时宜用连理丸（或汤）加肉桂、椿根皮、苍术、薏苡仁等。若痢久出现气阴两虚时，宜在清热利湿基础上加人参、生地类补益气阴。若痢久，排便不畅，或里急后重，或临厕虚努时，先用调气之法，予大黄、枳壳（实）、木香、槟榔之属，若不效，可考虑加入固涩之品，如赤石脂、乌梅、诃子、石榴皮、米壳等。若久痢脱肛气陷者，以升清举陷为主，佐以固涩。药如柴胡、升麻、葛根、荷叶、人参、黄芪、诃子、米壳等。

5.4.3 缓解期，虽无明显症状，但不可骤然停药，以防止复发，要继续用药巩固，以益气养血，健脾化湿为主。药如党参、黄芪、炒白术、山药、薏苡仁、补骨脂、乌梅、五味子、白芍、秦皮、紫草、制首乌、甘草等。

5.4.4 涩肠止泻法不可轻用，因本病之久泻，不仅有脾肾之虚，还有湿浊留滞，湿不去则痢不止，早固涩易闭门留寇。通因通用之法此时可用。若久泻不止，有滑脱之势时，又不必囿于"痢无止法"之说，主张在准确辨证基础上兼补兼涩，常配葛根升阳，人参益气，黄芪托肛，赤石脂、石榴皮或诃子、米壳涩肠固脱止泻。必要时配四神丸、附子、肉桂之属，堪作"釜底加薪"的撒手一铜。

（七）臌胀病（肝硬化腹水）

1. 概述

肝硬化是临床常见的慢性进行性肝病，由一种或多种病因长期或反复作用形成的弥漫性肝损害。

我国大多数患者为肝炎后肝硬化，少部分为酒精性肝硬化和血吸虫性肝硬化，还有代谢性肝硬化、胆汁淤积性肝硬化、肝静脉回流受阻性肝硬化、自身免疫性肝硬化、毒物和药物性肝硬化、营养不良性肝硬化、隐源性肝硬化等。

病理组织学上有广泛的肝细胞坏死，残存肝细胞结节性再生，结缔组织增生与纤维隔形成，导致肝小叶结构破坏和假小叶形成，肝逐渐变形、变硬而发展为肝硬化。

早期由于肝代偿功能较强，可无明显症状，或有肝炎临床表现，亦可隐匿起病。可有轻度乏力、腹胀、肝脾轻度大，轻度黄疸，肝掌、蜘蛛痣。后期则以肝功能损害和门静脉高压为主要表现，为失代偿期，并有多系统受累，具体表现为：①全身症状：乏力、消瘦、面色晦暗、尿少、下肢水肿。②消化道症状：食欲减退、腹胀、胃肠功能紊乱，甚至吸收不良综合征、肝源性糖尿病，可出现多尿、多食等症状。③出血倾向及贫血：齿龈出血、鼻衄、紫癜、贫血。④内分泌障碍表现：蜘蛛痣、肝掌、皮肤色素沉着、女性月经不调、男性乳房发育、腮腺肿大。⑤低蛋白血症表现：双下肢水肿、尿少、腹水、肝源性胸腔积液。⑥门静脉高压症状群：腹水、胸腔积液、脾大、脾功能亢进、门静脉侧支循环建立、食管 - 胃底静脉曲张、腹壁静脉曲张。晚期常出现上消化道出血、肝性脑病、继发感染、脾功能亢进、腹水、癌变等并发症。

肝硬化晚期并发腹水即肝硬化腹水，俗称肝腹水。正常腹腔内有少量的游离腹水，一般为 50ml 左右，起着维持脏器间润滑作用，当腹腔内出现过多游离液体时，称为腹水。肝硬化腹水是一种慢性肝病，最基本的因素是门静脉压力增高与肝功能不全导致白蛋白合成减少，血浆胶体渗透压降低而引起。肝功能减退后，抗利尿激素灭活作用减弱和醛固酮灭活作用减弱，以及腹压增高后肾血流减少，发生尿少和水、钠潴留倾向，从而加重腹水的发展。肝硬化腹水的发展分四个阶段：①肝硬化腹水前期（此期无腹水）。②反应性肝硬化腹水期。③顽固性肝硬化腹水期。④肝肾综合征期。

目前，我国治疗肝腹水的状况为：西医尚无疗效确切的药物，在治疗肝腹水的同时，会带来很大的副作用，补充液体、抗感染、保肝利尿，往往会损害肾，不能达到脏腑的整体调节，从而使病情进一步发展为肝肾综合征、尿毒症、肾衰竭。因为肝腹水要补充液体，但还要利尿，从而直接损害肾，这是西医治疗肝腹水的最大弊端。

祖国医学虽没有"肝硬化"和"肝硬化腹水"的病名，但从临床表现来看，在"臌胀""单腹胀""症积""积聚"等证候门中可见有关本病的记载。如《灵枢·水胀》篇记载的鼓胀证候是"腹胀，身皆大……色苍黄，腹筋起，此其候也。"《素问·大奇论》说："肝肾并沉为石水。"《金匮要略·水气》篇："肝水者，其腹大不能自转侧，胁下腹痛。"《医门法律·胀病论》："凡有症瘕、积块、痞块，即是胀病之根，日积月累，腹大如箕，腹大如瓮，是名单腹胀"等。根据本病的不同阶段及其不同表现，肝硬变隶属于"胁痛""腹胀""黄疸""癖块""痃癖"范畴。肝硬化腹水隶属于"单腹水""单腹胀""蜘蛛臌""水胀""水臌""石水""肝水""症积"等。

病因病理：黄疸日久、感染蛊毒、饮食不节、嗜酒过度等均可导致肝脾内伤，肝喜条达而主疏泄，肝失疏泄，致肝气郁结，横逆犯脾，使脾失健运，可形成肝郁脾虚。又因气为血帅，气行则血行，肝郁气滞则血行不畅，使脉络瘀阻而形成症积。脾虚则不能输布津液，致水湿内停，腹部逐渐胀大而形成鼓胀，而呈本虚标实（亦即正虚邪实），肝脾长期受病，势必影响及肾。肾阳虚衰，则膀胱气化无权，水湿不行而使鼓胀日益加重。阳虚及阴，则肝肾阴虚，虚火上炎，而耗血、动血，甚则肝肾阴竭，而见神昏痉厥。

本病的病位在肝，涉及胆、脾、胃、肾、心、三焦等脏腑。

本病性质：①本虚标实，本虚主要在脏腑、中气，以脾为主；标实在气、血、水、毒互相留结，痞浊不去，气郁成胀，水聚成鼓，血凝成积。②寒热均有，热多于寒。③阴阳俱病，早、中、晚期各有偏重。

本病的发展过程大体分为四期：

（1）早期：①肝脾同病，肝胃不和，病在气分。②肝肺同病，金水同病，病起于脾，病在气分。③心肝脾、气血同病。

（2）中期：肝脾同病，气滞及血。

（3）晚期：肝脾肾三经同病，气结水裹，血瘀毒聚，其根在脾。

（4）末期：肝脾肾俱败，气血水瘀，结聚化生，病从热化则热结、生火、生风、变毒，病从寒化则五脏气败阳微。

2．诊断

2.1 临床表现

2.1.1 症状

（1）消化道症状：食欲不振、恶心、上腹胀满、腹泻。

（2）体重减轻、疲乏无力。

（3）腹痛或右上腹痛。

（4）出血：皮肤黏膜、牙龈、鼻腔、口腔出血、瘀斑。

（5）神经精神症状，如兴奋、木呆、嗜睡、躁狂等，舌炎、口角炎。

2.1.2 体征

（1）色素沉着，面色黝黑，手掌纹理和皮肤皱褶等处黑色素沉着。

（2）黄疸。

（3）发热。

（4）腹壁静脉曲张 。

（5）腹水 。

（6）胸腔积液 。

（7）内分泌障碍：男性患者乳房女性化，体毛减少，睾丸萎缩；女性患者月经过少或闭经 。

（8）脾大 。

（9）肝大（早期肿大，中等硬，晚期缩小、坚硬、结节状）。

2.2 相关检查

（1）血常规：代偿期正常，失代偿期可见全血象降低。

（2）尿常规：代偿期正常，失代偿期可出现尿蛋白或管型，尿胆原增加，黄疸时胆红素阳性。

（3）肝功能试验：肝硬化失代偿期，血清白蛋白降低，球蛋白升高，白球比下降，甚至倒置，血清蛋白电泳 γ 球蛋白明显增高。

（4）甲胎蛋白（AFP）测定：对肝细胞癌具有确定诊断、早期诊断及鉴别诊断之价值。

（5）腹水检查：对有腹水者应列为常规检查，腹水的性质利于鉴别诊断，对于有腹腔感染而无明显临床症状者，可早期诊断。

（6）病原学检查：如肝炎病毒抗原 - 抗体系统、寄生虫病、梅毒等检查可明确肝硬化的病原性质。

（7）超声检查。

（8）CT 检查。

（9）磁共振成像（MRI）检查。

（10）上消化道钡餐检查。

（11）上消化道电子胃镜检查。

（12）肝穿刺活检。

（13）腹腔镜检查和肝活检。

2.3　诊断标准

2.3.1　中医诊断标准

参照中华中医药学会脾胃病分会发布的《肝硬化腹水中医诊疗规范专家共识意见》（2015 年）。

（1）主症：腹部膨隆如鼓，皮肤紧绷，叩之如鼓，有移动性浊音。可伴有腹部积块，或齿鼻衄血，或在颈、胸壁等处出现红痣、血缕及手掌赤痕，或四肢瘦削、神疲乏力、纳少便溏，或高热烦躁、神昏谵语、皮肤出现瘀斑等症状。若嗳气、矢气则舒，腹部按之空空然，如按气囊，鼓之如鼓，多为气鼓；若腹部坚满，按如蛙腹，振动有水声，按之如囊裹水，多为水鼓；若内有症积，按之胀满疼痛，腹上青筋暴露，面、颈、胸部出现红缕赤痕，多为血鼓。临床以腹部胀大、皮色苍黄，甚则腹部青筋怒张、四肢不肿或微肿为特征。

（2）患者有胁下症积、黄疸、胁痛、情志内伤等病史，酗酒及到过血吸虫疫区等，对临床诊断有一定帮助。

（3）理化检查：超声检查可发现少量腹水并判断腹水量，对鼓胀诊断有重要作用。其他如 X 线钡餐、胃镜检查、CT、血常规与肝功能检查等对病情判断也有一定作用。

2.3.2　西医诊断标准

参照 2012 年版《肝硬化腹水诊疗指南》。

（1）符合肝硬化腹水诊断标准：包括慢性肝病史、肝功能损害、门静脉高压的临床表现、实验室检查及影像学检查证据。

（2）有腹水的体征和影像学结果：腹胀、腹部移动性浊音阳性等，腹部超声或 CT 检查证实存在腹水。

3．鉴别

3.1 类病鉴别

肝硬化腹水与肝癌腹水之鉴别

二者影像学检查结果都可看到肝大及肝表面凹凸不平，肝边缘变钝或不规则。但肝癌时还可见到大小不等的结节或巨块。肝癌的血清AFP 测定值可明显高于正常，而肝硬化腹水则一般不会高于正常。

在临床症状和体征方面，早期区别不明显，但肝癌到中晚期会出现明显的症状。如进行性加重的肝区疼痛以及进行性消瘦、乏力和不明原因的低热、腹痛、腹泻等症状；在晚期，两者均可触及肿大且质地坚硬的肝，但肝癌时肝区多有明显的压痛，而肝硬化时肝区则通常没有明显的压痛。

二者均有类似的并发症，如上消化道出血、肝性脑病、继发感染、癌变等，但肝癌还可有癌结节破裂、肝衰竭以及血性胸腔积液和腹水。

腹水检查：肝癌腹水是渗出液，一般为血性，比重大于 1.018，增长迅速，腹水常规显示白细胞、红细胞增多。白细胞以淋巴细胞为主，可见癌细胞，甲胎蛋白为阳性。肝硬化腹水是门静脉高压导致的漏出液，多为无色透明，比重小于 1.018，增长较慢。若并发自发性腹膜炎，则可呈脓性。

3.2 类证鉴别

3.2.1 气滞湿阻证与湿热蕴结证

二者均有腹水、腹胀、尿少、苔腻、脉弦等症。但前者气滞明显，腹胀按之不坚，食后胀甚，得嗳气或矢气后稍舒，舌苔腻而兼白；后者为湿而兼热，常伴烦热、口苦、渴不欲饮，或有黄疸、尿赤、便秘或溏垢，苔腻兼黄，脉弦且数。

3.2.2 气滞血瘀证与气虚血瘀证、肝脾血瘀证

三者均有血瘀表现：尿少、腹胀、腹水并可见脘胁腹部胀满而硬、刺痛拒按，或见青筋怒张，或可触及包块；面色晦暗，可见头、颈、胸、臂等处红丝赤缕，或见紫点紫斑，或见肌肤甲错；舌质暗淡，或见瘀点、瘀斑。

区别在于：气滞血瘀者，腹部胀痛时轻时重，嗳气或矢气则舒，情志不遂即加重；气虚血瘀者，腹大胀满，撑胀不甚，伴神疲乏力、少气

懒言、不思饮食或食后腹胀；肝脾血瘀者，脘腹坚满，按之不陷而硬，唇色紫褐，或见大便色黑等。

4．辨证施治（主症必备，次症 2 项以上即可诊断）

4.1　气滞湿阻证

主症：（1）腹胀按之不坚，胁下胀满或痛

　　　（2）舌苔白腻

次症：（1）纳呆食少

　　　（2）食后胀甚

　　　（3）得嗳气、矢气则稍减

　　　（4）下肢水肿

　　　（5）尿少

　　　（6）脉弦

治法：疏肝理气，行湿散满。

主方：柴胡疏肝散（《景岳全书》）合胃苓散（《丹溪心法》）加减。

药物：柴胡、白芍、陈皮、枳壳、炒白术、茯苓皮、泽泻、大腹皮、香附、苍术、薏苡仁。

中成药：木香顺气丸。

4.2　湿热蕴结证

主症：（1）腹大坚满，脘腹胀急

　　　（2）苔黄腻或兼灰

次症：（1）烦热

　　　（2）口苦

　　　（3）渴不欲饮

　　　（4）面目皮肤发黄

　　　（5）小便赤涩

　　　（6）大便秘结或溏垢

　　　（7）舌边尖红

　　　（8）脉弦数

治法：清热利湿，攻下逐水。

主方：中满分消丸（《兰室秘藏》）加减。

药物：党参、白术、姜黄、茯苓皮、半夏、枳实、黄芩、知母、苍术、泽泻、车前子、陈皮、炒二丑。

中成药：双虎清肝颗粒、茵栀黄口服液等。

4.3　气滞血瘀证

主症：（1）腹胀痛，时轻时重

（2）胁腹刺痛拒按

次症：（1）纳呆食少

（2）嗳气则舒

（3）面色晦暗

（4）肌肤甲错，可见瘀斑

（5）舌质紫暗

（6）脉细涩

治法：疏肝理气，活血化瘀。

主方：柴胡疏肝散（《景岳全书》）合血府逐瘀汤（《医林改错》）加减。

药物：柴胡、白芍、香附、枳壳、桃仁、红花、当归、川芎、茯苓皮、泽泻、益母草、车前子。

中成药：血府逐瘀胶囊等。

4.4　肝脾血瘀证

主症：（1）脘腹坚满、按之不陷而硬

（2）胁腹刺痛拒按

次症：（1）腹壁青筋怒张

（2）面色晦暗

（3）头、颈、胸、臂等处可见红点赤缕

（4）唇色紫褐

（5）大便色黑

（6）舌质紫暗或有瘀斑

（7）脉细涩

治法：活血祛瘀，行气利水。

主方：调营饮（《证治准绳》）加减。

药物：柴胡、赤芍、当归、川芎、元胡、大腹皮、陈皮、莪术、桑白皮、槟榔、茯苓皮、益母草、泽兰。

中成药：扶正化瘀胶囊、鳖甲煎丸等。

4.5 气虚血瘀证

主症：（1）腹大胀满，撑胀不甚

（2）头、颈、胸、臂等处或有紫斑，或见红痣赤缕

次症：（1）神疲乏力

（2）少气懒言

（3）不思饮食

（4）食后胀满

（5）面色晦暗

（6）小便不利

（7）舌质暗淡

（8）脉细无力

治法：补中益气，活血化瘀。

主方：四君子汤（《太平惠民和剂局方》）合补阳还五汤（《医林改错》）加减。

药物：党参、赤芍、白术、当归、川芎、桃仁、红花、陈皮、茯苓皮、益母草、车前子。

中成药：复方鳖甲软肝片等。

5. 运用基本方（鼓胀方）加减治疗肝硬化腹水的经验

5.1 组成

桃仁、红花、当归、川芎、白芍、益母草、泽泻、车前子、元胡、丹参、鳖甲、柴胡、香附、大腹皮、陈皮、党参、白术。

5.2 方义

桃仁、红花、丹参、鳖甲、益母草活血化瘀，软坚散结；当归、川芎、白芍养血活血；柴胡、元胡、大腹皮、陈皮疏肝解郁，行气消胀，配香附行气止痛，增强活血；泽泻、车前子、益母草利水除湿；党参、白术益气健脾，扶正固本。诸药合用共奏活血化瘀、软坚散结、疏肝健脾、行气利水之功。

5.3 加减

偏气滞湿阻者，去党参、桃仁、红花、鳖甲，加苍术、薏苡仁、枳壳。

偏湿热蕴结者，去桃仁、红花、当归、川芎、白芍、丹参、鳖甲，选加黄芩、垂盆草、茵陈、栀子、大黄。

偏气滞血瘀者，去党参、白术，加枳壳、马鞭草。

偏肝脾血瘀者，去党参、白术，加莪术、土鳖虫、泽兰或鳖甲煎丸。

偏气虚血瘀者，去柴胡、香附、大腹皮、陈皮，加黄芪。

病久见脾肾阳虚证，腹胀便溏，畏寒肢冷，苔白润，脉沉迟者，去当归、白芍，选加黄芪、仙灵脾、肉苁蓉、巴戟天、鹿角胶等。

病久见肝肾阴虚证，头晕目眩，心烦失眠，腰膝酸软，五心烦热者，去当归、川芎、柴胡、陈皮、党参、白术，选加石斛、山药、女贞子、阿胶、龟板胶等。

腹水顽固，正虚邪实者，另以紫河车、三七、二丑等分研末装胶囊，每次服 5～8 粒，每日 3 次，得腹水消退后，去二丑，继服。

对于鼓胀，腹大甚，属实证者，可用芒硝粉 1.5g、甘遂末 0.5g、冰片粉 0.5g、上药混匀，以醋调成糊，敷脐，再以纱布覆盖，胶布固定，每日 1 次。

平素体虚，服药困难，腹水不甚急迫者，可采用以下方法：①250g 左右的鲤鱼 1 条，加赤小豆 60g，不加盐，煮熟，吃鱼喝汤，每日 1 次。②田螺肉 5 个，加葱白和盐（均适量），捣烂敷脐和关元穴（脐下 3 寸处），可加热敷。

5.4 体会

5.4.1 本病病情较重，病程长，必须身心双调，要理解和同情患者，解除其恐惧紧张心理，使患者心情愉快，积极配合治疗，避免不良情绪刺激，饮食宜清淡、低盐易消化，富含蛋白质、维生素，每日进食盐 5g 左右为宜。居住环境安静舒适，多卧床休息，保证充足的睡眠。

5.4.2 本病复杂多变，易虚易实，初起大多为气滞湿阻或湿热蕴结证，始终都有血瘀，日久常兼气虚或阳虚。治疗中不可专以逐水为能事，而要结合辨证，或补、或泻、或攻补兼施，以缓图为要。腹水消退并不代表痊愈，还需继续用药巩固，防止复发。

5.4.3　出现黄疸逐渐加深，应注意及时判断是否存在内伤发热、腹痛（自发性腹膜炎）、慢性重症肝炎等，并积极对症处理，或采取中西医结合治疗。

四

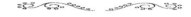

脾胃科验案举隅

（一）厌食病（功能性消化不良）

李某，男，65岁。

[初诊] 2016年1月7日。半年前，因邻里纠纷，郁闷不乐，不思饮食，不知饥饿，稍食即饱胀，虽多次用中、西药治疗均不见效，曾住某医院作全面检查，未发现任何器质性病变。

[刻诊] 不知饥饿，不思纳谷，面色晦暗，肢体倦怠，形体消瘦，勉强进食则脘腹胀满，嗳气呃逆，大便数日未解，舌质淡，苔厚白腻，脉濡细，诊为厌食病、积滞证（功能性消化不良）。予开胃汤行气化浊，消积导滞，开胃，增进食欲。

法半夏 10g	陈皮 10g	茯苓 15g	甘草 5g
厚朴 10g	枳实 6g	三棱 6g	莪术 6g
木香 15g	山楂 30g	薏苡仁 20g	藿香 10g
佩兰 10g	内金 10g	麦冬 10g	炒白芍 10g
炒大黄 5g	7剂		

[二诊] 1月14日，服药后，得大便通畅，舌苔变薄。既然下焦得通，上焦之开当不会遥远，但虑年高体弱，须谨防泄泻伤正，故去大黄，继服7剂。

[三诊] 1月21日，服开胃汤去大黄后，仍无食欲，但精神觉有好转，舌苔渐退，舌面干燥乏津，知胃阴受损，将上方炒白芍改为20g，麦冬改为30g，7剂。

[四诊] 1月28日，患者知饥，开始进食，食后亦不胀满，效不更方，继7剂善后。

按：厌食病，如有明显寒热虚实表现，属易治，或驱寒，或清热，或泻实，或诸法并用，均能取效。此病最怕没有其他不适，就是不知饥饿，食则胀满，此类患者用开胃汤加减，辄能收效。方中半夏、陈皮、茯苓、甘草化痰湿，和胃降逆，乃投其所好，胃气宜降也；麦冬、白芍养阴润燥，亦投其所好，胃喜润恶燥也，不仅润燥，且防气药伤津；厚朴、枳实、木香疏肝理气，并助藿香、佩兰、薏苡仁化湿和胃；三棱、莪术、山楂、内金、大黄消食导滞。诸药并用，去除碍胃之痰湿食滞，增其所喜之物，使胃气复，上焦开，下焦通，故中焦乐于进食，畅行其能矣。

诸病，凡遇不欲饮食者，先用此方，能食方可议病，常需识此，勿令误也。

（二）湿阻病（功能性消化不良）

薛某，男，66岁，退休工人。

[初诊] 2015年3月3日。素体虚弱，1个月前外出淋雨，伤于风湿，头重如裹，四肢酸痛，不渴不饥，倦卧3天才起，情绪低落，疑有重病，但经医院全面检查后未见器质性疾病，乃转中医门诊。

[刻诊] 胃脘胀满，腹痛绵绵，恶心呕吐，大便溏稀，口黏，困倦思睡，似饥但不欲饮食，食亦不化，食滞胃脘，更增饱胀，舌苔厚腻，诊为湿阻病，湿困中焦证（功能性消化不良），治以醒脾汤，化湿健脾。

甘松 10g	佩兰 15g	藿香 10g	砂仁 6g（后下）
厚朴 10g	木香 10g	苍术 10g	白豆蔻 6g（后下）
白术 10g	茯苓 15g	薏苡仁 15g	党参 10g
黄芪 10g	山药 15g	甘草 6g	7剂

[二诊] 3月10日，前方以大队芳香化湿药，配伍健脾助运药，诸症未减，反增胀满，嗳气稍舒，不知饥饿，考虑再三，当是党参、黄芪用得过早所致，湿困脾土，脾气必虚，然湿邪易滞气，补气药必增加气滞，而使湿更黏滞难化，故原方去党参、黄芪、山药、甘草，7剂。

[三诊] 3月17日，上方服后第三天，腹胀，呕恶有减，状况恢复到3月3日那样，但7剂服完，各种症状仍无变化。考虑湿为阴邪，非

阳不化，故于二诊方中加炮姜 5g，丁香 6g，肉桂 3g，7 剂。

[四诊] 3 月 24 日，服上方后，大有好转，腹痛减，呕恶止，胀满轻，大便溏软，舌苔薄腻，知饥但不敢多食，嘱进糜粥调养，原方继进 7 剂。

[五诊] 3 月 31 日，服上方后，舌苔变薄，症状较初始大有改进，但精神还委顿。逆水行舟，不进则退，乃于上方中加党参 15g，黄芪 15g，山药 20g，甘草 6g，7 剂。

[六诊] 4 月 7 日，服上方后，一天比一天好转，7 剂服完，诸症悉除。嘱停药，以药粥调理，药粥方为：粳米（炒焦）50g，莲子、白扁豆、薏苡仁、山药、茯苓各 10g，共煮粥食。

按：湿阻中焦之病，责在脾胃。脾虚可以生湿，湿邪可以困脾，二者互为因果。又以不饥者责之于胃，知饥者责之于脾，脾为湿困，脾失健运，湿邪是脾的主要致病因素，治疗时，除湿是关键。本案例一诊时，用了健脾益气之药，反增胀满。二诊时，去掉健脾益气之药，其效乃见。三诊时，发现除湿虽然有效，但速度慢，考虑湿为阴邪，非阳不化，于除湿剂中，添加温阳之品，再创佳绩。但进步仍不够理想，观其舌苔已化，湿邪势弱之时，果断加入益气健脾之品，结果，诸症全消，迅速取得预期效果，皆大欢喜。

湿阻，湿困中焦诸病证，除湿是关键，温阳不可少，补脾不宜早。

（三）胃疡病（十二指肠溃疡）

王某，男，30 岁，工人。

[初诊] 2014 年 10 月 2 日。患者上腹部疼痛，时有呕酸，业已 5 年。有呕血，黑便史，曾在县医院行电子胃镜检查，诊为十二指肠球部溃疡，前日呕出鲜血数口，因惧怕手术，故来中医门诊。

[刻诊] 脘痛阵作，喜温喜按，得食痛缓，大便色黑，伴面色苍白，出汗，头晕乏力，畏寒肢凉，舌淡胖，苔薄白，脉沉细迟。血常规检查：血红蛋白 90g/L，红细胞 2.8×10^{12}/L，拟诊：胃疡病（脾胃虚寒证）（西医：十二指肠球部溃疡并发出血），予温中健脾，益气养血法，黄芪建中汤加减：

黄芪 15g　　党参 12g　　桂枝 6g　　　炒白芍 15g

炙甘草 5g	白术 10g	炮姜 5g	白及 10g
三七粉 3g（冲）	生姜 5 片	大枣 4 枚	7 剂

[二诊] 10 月 9 日，服上甘温培土、益气养血、止血之剂，出血止，脘痛减，时吐酸水，神疲乏力，脉沉细弦，有土虚木旺之象，原方加减。

黄芪 15g	党参 15g	白术 15g	桂枝 6g
炒白芍 15g	炙甘草 6g	姜半夏 10g	海螵蛸 10g
柴胡 6g	防风 6g	炒陈皮 6g	生姜 5 片
大枣 4 枚	7 剂		

[三诊] 10 月 16 日，诸症悉除，予归脾丸 6 盒，善后。

按：叶天士说："初病在经，久痛入络。"本案例迁延 5 年之久，脘痛阵作，呕血黑便。入络无疑，且痛处喜温喜按，得食则缓，伴面色苍白，汗出，头晕乏力，畏寒肢凉，舌淡胖，脉沉细迟等，一派虚寒之象明鉴，故以甘温培土之剂迅速获效。方中黄芪、党参、桂枝、甘草、炮姜补气温阳，芍药、甘草酸甘合化为阴，有柔肝益胃之功，因胃喜柔润。两者合用，则平补阴阳，姜、枣调和营卫，白术健脾，白及、三七止血不留瘀，乃标本兼治之法。二诊时，因见土虚木旺之象，故加柴胡舒肝解郁，加防风辛能散肝，香能舒脾，调和肝脾，又加炒陈皮利气燥湿醒脾，加半夏降逆，和胃止呕。因血已止，故去炮姜、白及、三七。虽有疼痛，未用理气止痛之药，因气药香燥，有劫津伤液，耗气动血之弊。今不用香燥行气，不治痛而痛自止，何其妙哉！

（四）胃脘痛、泄泻（慢性肠胃炎）

吴某，女，50 岁，农民。

[初诊] 2013 年 8 月 8 日，患慢性肠胃炎 5~6 年，曾两次住院，经上消化道钡餐检查、下消化道电子肠镜检查，未见明显器质性病变。诊为慢性肠胃炎，迭进抗菌药物，只见好转，未见痊愈，常停药即发。

[刻诊] 上腹部疼痛，有时牵连胁部，拒按，腹胀便溏，苔白腻，脉濡弦滑。此乃肝强脾弱，肝脾不和之象，予疏肝健脾法。

醋柴胡 10	炒白芍 10g	白芷 15g	醋元胡 15g
甘草 6g	苏梗 10g	陈皮 10g	防风 10g

炒白术 15g　　　焦山楂 30g　　　木香 15g　　　7 剂

[二诊] 8 月 15 日，进疏肝理气、调和肠胃之法，有效，胀、痛均有减，仍以前方加减治之。

醋柴胡 10g　　　炒白芍 10g　　　白芷 10g　　　醋元胡 10g

苏梗 10g　　　　陈皮 10g　　　　防风 10g　　　炒白术 15g

党参 20g　　　　焦山楂 30g　　　乌梅 10g　　　生鸡内金 10g

煨肉果 10g　　　炮姜 6g　　　　　7 剂

[三诊] 8 月 22 日，腹痛虽轻，但胀势未减，大便黏滞不爽，苔根白腻，脉濡弦滑，上方加厚朴 10g，枳实 10g，炒薏苡仁 30g，车前子 15g（包），槟榔 10g，7 剂。

[四诊] 8 月 27 日，大便渐成形，有黏液，腹胀得矢气则快，苔薄白腻，脉濡滑。效不更方，上方继服 7 剂。

[五诊]，9 月 3 日，诸症悉除，上方减量，以巩固疗效。

醋柴胡 6g　　　　炒白芍 10g　　　白芷 10g　　　醋元胡 10g

陈皮 10g　　　　防风 10g　　　　炒白术 10g　　　炮姜 3g

山药 30g　　　　党参 10g　　　　焦山楂 20g　　　木香 10g

槟榔 6g　　　　　厚朴 6g　　　　　炒薏苡仁 30g　　7 剂

按：肝主疏泄，性喜条达，脾主运化，喜燥而恶湿。今脾虚生湿，湿又反困脾阳，运化失职，肝脾失和，痛泻乃作，脘腹胀痛，大便溏薄，苔腻，脉濡弦滑，皆是其候，故治以疏肝健脾法。初诊时，标证急，以疏肝为主，运脾次之，二诊三诊，胀痛减，溏便在，故以运脾为主，疏肝为辅，依病症之缓急，标本治法有应，疏运轻重适宜，故疗效彰显。

（五）泄泻（肠易激综合征）

刘某，男，40 岁。

[初诊] 2011 年 3 月 1 日。大便泄泻，日行 3~5 次，反复发作，伴脘腹胀痛，喜温按，遇冷即发，不思纳谷已半年。

[刻诊] 泄泻清谷，每日 3～5 次，腹胀肠鸣，绵绵腹痛，喜温喜按，不饥不渴，舌淡胖，苔白腻，脉沉细迟。诊为泄泻，脾胃虚寒证（西医：肠易激综合征）。予温运脾阳，升清降浊法，香砂六君子汤加减。

炮姜 5g	党参 15g	炒白术 15g	茯苓 10g
半夏 6g	陈皮 6g	木香 6g	砂仁 3g（后下）
桔梗 6g	炒薏苡仁 30g	炙甘草 6g	7 剂

[二诊] 3 月 8 日，服上方后，知饥，纳谷有增，胀痛有减，泄泻未止，晨起便稀，后 2~3 次大便渐稠，腹中肠鸣，微胀，舌淡，苔白厚腻，脉濡细弦，脾阳有内振之机，但势尚弱，上方去半夏、木香，加黄芪 15g，焦山楂 30g，附子 6g，肉桂 3g，补骨脂 10g，7 剂。

[三诊] 3 月 15 日，一诊进温补脾胃，升清降浊之剂，虽有好转，但因泄泻日久，中气下陷，升清之力尚嫌不足，故二诊方中去半夏、木香，削减下降之力，加黄芪、焦山楂、附子、肉桂、补骨脂，温补肾阳，助脾升清，药后便溏止，腹痛除，食欲增，乘胜前进，继服上方 7 剂，以善其后。

按：《灵枢·口问篇》谓："中气不足，溲便为之变，肠为之苦鸣。"本案例泄泻，绵延半年之久，实属脾气不足，中阳下陷所致，正合《内经》之旨，且病久穷必及肾，肾阳一虚，不能温脾化生水谷精微，清气在下，泄泻难除。初治补脾，虽然有效，但力不从心，后妙入温肾之药肉桂、附子、补骨脂三味，补火以生土，用后如虎添翼，迅速正胜邪退，妙效立显。

（六）慢性泄泻（过敏性结肠炎）

陈某，男，40 岁。

[初诊] 2014 年 7 月 21 日。患者于 10 年前受冷致泻，反复发作，逐渐加剧，每次发作，始为稀便，继而泻水，每日 5~6 次至 20 余次不等，长夏季节发作尤频。开始用中药或西药均有效，有时亦可不药而愈。2014 年 6 月底因劳累后，又受情绪刺激，诱发腹泻，初为完谷，继成水样便，每天 10 余次，在某医院行电子结肠镜等检查后未发现器质性病变，诊为过敏性结肠炎，用抗生素治疗一周未效，改服中药清肠化湿剂一周，泻亦未止，又服健脾固涩剂一周，仍未见功，乃转诊于余。

[刻诊] 每日泄泻 10 余次，面色无华，精神委顿，四肢欠温，不思饮食，食后即胀，完谷不化，舌淡，苔薄白，脉沉细无力，诊为慢性

腹泻，脾肾阳虚证，予温补脾肾之法，附子理中汤合四神丸加减。

熟附片 10g（先煎）	炮姜 6g	党参 30g	炒白术 15g
炙甘草 6g	补骨脂 10g	吴茱萸 6g	肉豆蔻 10g
醋五味子 6g	肉桂 3g	7 剂	

[二诊] 7 月 28 日，服上方后，大便次数减为每日 2 次，质稠，尚未成形，舌淡，苔薄白微腻，神疲乏力，脉沉迟，中气已见恢复，宜进一步补火生土。

熟附片 15g（先煎）	炮姜 6g	党参 30g	炒白术 15g
炙甘草 6g	补骨脂 10g	吴茱萸 6g	肉豆蔻 10g
乌梅 15g	炒石榴皮 10g	肉桂 3g	黄芪 15g　7 剂

[三诊] 7 月 25 日，迭进温肾运脾之剂，至前日腹泻止，大便成形，舌苔薄白，脉沉细较前有力，嘱继服附子理中丸合补脾益肠丸月余善后。

按：慢性之病，久必及肾。泄泻之证，大抵初损肠胃，久伤脾肾。本案属于慢性腹泻，症见泻下如水，或有完谷不化，舌淡，脉沉无力，面色无华，精神委顿，四肢不温，不思纳谷，食入即胀，正是脾肾阳虚之象。予温肾阳、运脾土之法，俾阳气充足，火旺自能生土，脾旺自能腐熟水谷，分利水湿，运化精微而使泄泻止。

（七）臌胀（脾肾阳虚证）（肝硬化腹水）

孙某，男，50 岁，工人。

[初诊] 2013 年 1 月 30 日。两年前，患乙型肝炎，急性黄疸期，在某医院住院治疗月余，好转出院，恢复工作。此后，身体状况一直欠佳，易疲劳，右胁肋隐痛不适，反反复复。近半年来，症状更加明显，纳谷不香，食后饱胀，右胁疼痛拒按，尿少，腹部逐渐胀大如鼓，同时伴神疲乏力，四肢酸软，曾服西药利尿剂，腹水能消，但停药即起，有甚于前，尿少色黄，一周前在某医院检查，诊为肝硬化腹水。经友人介绍，来中医门诊治疗。

[刻诊] 腹部膨隆如鼓，腹部移动性浊音阳性，肝脾触诊不满意，肝功能基本正常。踝部水肿，按之凹陷，脘腹胀满，不欲饮食，尿少便溏，四肢欠温，舌质淡，舌苔薄白微腻，脉来沉细，诊为臌胀，脾肾阳

虚证（西医：肝硬化腹水）予真武汤加减。

熟附片6g(先煎)　赤、白芍各10g　炒白术10g　　　　猪苓10g
茯苓10g　　　　泽泻10g　　　　车前子10g（包）　　大腹皮10g
炒薏苡仁30g　丹参15g　　　　鳖甲15g（先煎）　　　7剂

　　[二诊] 2月6日，服上方后，尿增，脘腹膨满觉稍减，肝区依然疼痛，大便仍溏，仍不思纳食，舌质见红，苔薄白，脉沉细，证属气血两虚，乃去附片、泽泻、车前子、大腹皮，给予八珍汤益气养血，合二陈汤和胃。

当归10g　　　川芎10g　　　赤芍10g　　　熟地10g
党参10g　　　白术10g　　　茯苓10g　　　甘草6g
姜半夏6g　　陈皮6g　　　　丹参15g　　　生、熟薏苡仁各15g
鳖甲15g（先煎）　　　　7剂

　　[三诊] 2月13日，小便清，大便黏腻不爽，脘腹胀满疼痛，喜温按，舌苔薄白，脉濡细弦，脾肾又现阳虚，予温肾运脾利湿法，济生肾气丸加减。

熟地10g　　　山药10g　　　山萸肉10g　　茯苓10g
泽泻10g　　　炮姜5g　　　　肉桂3g　　　　熟附片10g（先煎）
山药10g　　　大腹皮10g　　炒白术15g　　车前子15g（包）
川牛膝10g　　丹参15g　　　7剂

　　[四诊] 2月20日，脘腹胀痛有减，大便溏薄，手足温，效不更方，再进7剂。

　　[五诊] 2月27日，尿量增，脘腹胀痛不明显，但有点恶心，头晕，腰膝酸软乏力，神疲，舌淡，苔薄白，大便溏稀，日行2~3次，此乃清阳不升，浊阴不降之象，予六君子汤加减，以升清降浊。

党参15g　　　炒白术15g　　茯苓15g　　　炙甘草6g
清半夏10g　　陈皮10g　　　炮姜6g　　　　丹参15g
杜仲15g　　　猪苓10g　　　泽泻10g　　　车前子10g（包）　7剂

　　[六诊] 3月6日，服上药后，尿量大增，诸恙大减，肝功能检查正常，上方继服7剂，并嘱服鳖甲煎丸半年善后。

　　按：臌胀一病，腹水为标，脏腑虚弱是本。本案在诊疗过程中，不以强力利水为能事，始终重视调理脏腑功能，扶正以祛邪，故不利水而水自利，在不知不觉中标症消除。初诊时，因肝病日久，肝病传脾及肾，脾肾阳虚之象著，故予温阳利水之真武汤加减；二诊时，见舌质偏红，脉象沉细，证属气血两虚，故予八珍汤加减；三诊时，尿清，大便溏薄，黏滞不爽，腹痛喜温，系前方减少温肾阳药物之故，脾肾又现阳虚之象，乃予济生肾气丸加减，益气运脾，温阳利水；四诊、五诊后，出现头昏，乏力，恶心，腰膝酸软，神疲乏力，大便溏薄，乃清阳不升，浊阴不降所致，乃予六君子汤加减既升清又降浊，诸症迅速好转。

　　治疗过程中，始终重视调理脏腑功能，并不忘活血化瘀，以减缓肝纤维化的进程，最后从长计议，服用鳖甲煎丸半年，活血化瘀，软坚化结，以治病本。

五

临床研究

（一）治疗慢性胃痛100例疗效观察

关键词：慢性胃痛，辨证论治

10年来，我们用中医中药治疗慢性胃痛，药简效捷，现将有完整资料的100例，总结报道如下。

1．临床资料

100例中，男60例，女40例，30～39岁36例，40～49岁36例，50岁以上28例；病程1年内5例，1～3年16例，3～5年37例，5～7年22例，7年以上20例。全部病例以胃脘部慢性疼痛为主症，且经上消化道钡餐透视或胃镜检查，提示胃部有慢性炎症或溃疡，排除症积、虫积及邻近脏器病变。

2．治疗方法

2.1　寒邪客胃证

胃脘疼痛，受冷痛增，得热稍缓，口泛清水，苔白滑，脉弦紧，用温胃散寒法。药用：良姜、制香附、半夏各10g，生姜5片，公丁香研末冲服2g。

2.2　肝胃不和证

胃脘胀满，胁肋攻窜疼痛，嗳气呃逆，情志不畅可诱发或加重，苔薄脉弦，用疏肝和胃法。药用：柴胡6g，白芍15g，枳壳、郁金、厚朴、苍术各10g，甘草3g。气郁化火，见吐酸、口苦、苔黄、脉弦带数者，加金铃子散10g，乌贼骨10g。

2.3　气滞血瘀证

胃脘疼痛拒按，痛处固定不移或走窜不定，胀满或痛如锥刺，或见吐血紫黑，便血如墨，舌质紫暗，脉象细涩，用活血化瘀法。药用：丹参 30g，五灵脂、炙乳香、炙没药各 10g，气滞重者，加檀香 10g、砂仁（后下）3g；反复呕吐、便血者，加三七粉 1g，生大黄粉 3g，白及粉 2g，3 味混匀，加水调成糊状服。

2.4　脾胃虚寒证

胃脘隐痛，喜得温按，得食痛减，伴大便溏薄，手足欠温，舌淡白，脉细弱者，用温补脾胃法。药用：桂枝 6g，炒白芍 20g，生姜 10g，炙甘草 6g，饴糖 30g，白术 10g。

2.5　胃阴不足证

胃脘灼痛，嘈杂，口干乏津，大便干结，舌光红，脉细数者，用滋补胃阴法。药用：北沙参、乌梅各 10g，五味子、甘草、玫瑰花各 5g，火麻仁 10g。

3．治疗结果

显效（胃痛完全消失，胃镜或钡餐透视复查，胃黏膜基本正常）45 例，有效（胃痛明显减轻，胃镜或钡餐透视复查，胃黏膜基本正常）50 例，无效（经治 1 个月，自觉症状如故，甚或加重者）5 例，总有效率为 95%。本病除重视药物治疗外，在治疗期间或治疗后，还应注意饮食调理，寒温适宜，保持精神愉快，防止复发。

发表于《江西中医药》1998 年第 4 期

（二）中西医结合治疗结肠易激症群 30 例

结肠易激症群是一种常见的肠道功能性疾病。笔者自 1986 年以来，用中西医结合的方法治疗本病 30 例，取得了满意的疗效，现介绍如下。

一般资料　30 例中，男 20 例，女 10 例；年龄自 21～59 岁，平均为 39 岁，病程为 3 个月～10 年，平均 3 年。全部病例均符合上海第二医学院编著的《内科手册》（上海：上海科技出版社，1981:302.）诊断标准。中医辨证依据：脾虚型：以便溏为主症，兼四肢乏力，食少、腹胀或腹痛绵绵、喜按喜暖；舌质淡，舌苔薄白或白腻，脉象濡细或细弦。肝郁型：以腹痛为主症，痛即欲泻，或便秘腹胀，肠鸣漉漉，泻下痛减，矢气胀缓，郁闷不乐或急躁易怒；舌质稍红，苔白偏厚，脉象沉弦。30 例中脾虚型 10 例，肝郁型 20 例。

治疗方法　脾虚型：中药用易激Ⅰ号方［党参 20g、茯苓 20g、炒白术 20g、炒扁豆 30g、陈皮 10g、淮山药 30g、炙甘草 10g、砂仁（后下）3g、炒薏苡仁 10g、车前子（包）20g、炙黄芪 30g］，兼脾阳虚者加炮姜 4g，每日 1 剂，水煎两次分服。西药用苯乙哌啶，每次 2 片，每日 3 次口服。肝郁型：中药用易激Ⅱ号方（炒白术 20g、炒白芍 20g、防风 10g、陈皮 10g、炒苍术 10g、煨木香 10g、炒枳壳 10g），若便秘加当归 30g。每日 1 剂，水煎两次分服。西药用消炎痛 25g，每日 3 次口服。

结果　疗效判定标准：治愈：大便每日或隔日一次，腹痛、便溏、腹胀等症状消失，半年内无复发；好转：大便每日 1～2 次，腹痛腹泻等症状明显减轻；无效：经治疗 20 天，症状无改善。治疗结果：30 例中，治愈 24 例（占 80%），好转 5 例（占 16.7%），无效 1 例（占 3.3%），总有效率为 96.7%。疗效最短 5 天，最长 40 天，平均 20 天。

典型病例　胡某，男，40 岁，砖瓦厂工人。1986 年 3 月 6 日就诊，诉腹痛腹泻反复发作 3 年余，情志不畅即发，过度劳累亦发，食生冷油腻亦发，经乡、县医院多次检查大便常规未见异常，隐血阴性，大便培养阴性，钡剂灌肠 X 线造影亦无异常发现。曾口服复方新诺明、静脉滴注庆大霉素、氯霉素等药均无效，服次碳酸铋及阿托品等药仅取效一时，停药即发。大便每日 1～5 次，质黏呈稀糊状、肠鸣、腹痛偏于下腹，痛即欲泻，泻后痛减但仍感下腹部不适，移时腹痛，舌淡红，苔薄白，脉沉弦，诊为结肠易激症群，辨证属肝郁型，予易激Ⅱ号方 5 剂，每日 1 剂，水煎两次分服，消炎痛 25mg，每日 3 次口服。3 月 10 日复诊，诉大便已成形，每日 1～2 次，腹痛明显减轻，原法再治 10 天，诸症消失，患者精神大振，要求再服 10 剂巩固疗效。至今未再复发。

体会　结肠易激症群是慢性腹泻最常见的原因之一，是以肠道功能失调为主的功能性疾患，发病率较高，治疗较为棘手，中医学认为：本病的发生主要责之于肝脾。脾虚型常与脏腑素虚、感受外邪、饮食所伤、七情不和有关，脾虚失运可造成湿盛，湿盛又可影响脾的运化，故脾虚与湿盛可互相影响，互为因果。易激Ⅰ号方从参苓白术散化裁而来，功能为健脾益气渗湿，是治本之剂，若脾阳不振，腹痛绵绵，或黎明泄泻，加炮姜，寓理中之意。复方苯乙哌啶有收敛和减少肠蠕动作用，是一种非特异性的控制腹泻的药物，用作治标，与易激Ⅰ号方同用，标本同治，故收效较快。肝郁型多因脾胃素虚，复因情志影响，忧思郁怒或精神紧张，以致肝气郁结，横逆犯脾，运化失常而成痛泻。易激Ⅱ号方由痛泻要方加味组成，功能为疏肝健脾，扶土抑木，乃标本兼顾之剂，若便秘，多由气滞导致血瘀或血虚，故加当归以养血活血，润肠通便，攻邪而不伤正。消炎痛有镇痛作用，与易激Ⅱ号方同用，标本同治，故疗效显著。

发表于《中西医结合杂志》1989 年第 4 期

（三）辨证治疗肝硬化腹水 32 例

关键词：肝硬化腹水，中医药疗法，辨证论治

1986 年至 1994 年，笔者辨证治疗肝硬化腹水 32 例，疗效满意，兹报告如下：

1．临床资料

本组 32 例，其中男 24 例，女 8 例。21 ～ 30 岁者 4 例，31 ～ 40 岁者 6 例，41 ～ 50 岁者 22 例。全部为肝炎后肝硬化，初次腹水者 28 例，二次腹水者 4 例。

诊断依据及病例选择：①有肝病史，腹水性质为漏出液；②肝浊音界缩小或正常，质硬、脾大、有蜘蛛痣或肝掌；③食管、胃底、腹壁静脉曲张；④有慢性肝炎史；⑤肝功能损害。

凡具备第一项、第二项或其他任一项，即可诊断。符合上述诊断依据并排除肝癌、肝肾综合征、上消化道大出血、肝昏迷等严重并发症者，均为本组观察对象。

2．治疗方法

2.1 基本证型

凡符合本病诊断依据者，均属基本证型。

基本方：党参、黄芪、白术、当归、白芍、枸杞、首乌、丹参、泽兰、鳖甲、牡蛎、防己、椒目、车前子、泽泻。每日一剂，水煎服。

另以紫河车、三七、二丑等分研末装胶囊，每次服 5 ～ 10 粒，每日 3 次。腹水消退后则去二丑。

2.2　兼夹证型

（1）湿热偏盛：腹水骤起，腹胀急迫，巩膜深黄，尿黄，便秘，舌红苔黄腻，脉弦数，谷丙转氨酶（GPT）显著升高。予基本方去党参、黄芪、白术、当归、白芍、枸杞、首乌，加茵陈、虎杖、大黄、栀子、垂盆草。

（2）气滞血瘀：面色黧黑，蜘蛛痣，皮肤甲错，肝脾大，质硬，腹水胀满，腹壁静脉曲张，肋胁胀痛或刺痛，郁怒，舌质紫暗或有瘀点瘀斑，脉弦或涩。予基本方去党参、黄芪、白术，加柴胡、郁金、元胡、蟅虫及鳖甲煎丸。

（3）脾肾阳虚：病程较长，腹水渐起，大如蛙腹，腹皮尚软，腹胀便溏，足踝水肿，按之凹陷，畏寒肢冷，舌淡，苔白润，脉沉迟无力。予基本方去当归、白芍、枸杞、首乌，重用党参、黄芪、白术，并加仙灵脾、肉苁蓉、鹿角胶。

（4）肝肾阴虚：腹水日久不消，头晕目眩，心烦失眠，腰膝酸软，五心烦热，舌光红少苔，脉象细数。予基本方选加石斛、山药、女贞子、阿胶、龟板胶。

3．疗效标准与治疗结果

临床治愈（腹水完全消失，症状消失，肝质变软，脾明显回缩，肝功能正常，体力恢复，可从事一般工作，停药后半年以上无复发者）15例；显效（腹水消退，主要症状消失，体力明显改善，肝脾质地、大小稳定不变，肝功能显著好转者）10例；有效（腹水明显消退，症状、体征、肝功能有改善者）5例；无效（治疗半月后，症状、体征、肝功能均无改善，或出现严重并发症而改用其他措施者）2例。有效率为94%。

4．病案举例

王某，男，41岁，农民，1988年2月1日诊。患者6年前患"黄疸型肝炎"，1984年某医院诊为"慢性肝炎"，曾服多种中西药物未效。近一个月腹胀加剧，腹部逐渐隆起，便溏，尿少，畏寒肢凉，下肢水肿，足踝尤甚，按之如泥，舌淡，苔白润，脉沉迟细。查巩膜皮肤无黄染，左颈部见一枚蜘蛛痣，腹水征（+），腹围92cm，脾大肋下3cm，GPT 80U，白蛋白28g/L，球蛋白35g/L，HBsAg1：16。B超提示脾大、腹水。腹水常规化验为漏出液，诊为肝硬化腹水（脾肾阳虚型），即予基本方，重用党参、黄芪、白术，加仙灵脾、肉苁蓉、鹿角胶，去当归、白芍、枸杞、首乌。服上方后，尿量渐增，腹围渐减。30天后，腹水基本消退，下肢不肿，腹围 78cm，白蛋白 35g/L，球蛋白 25g/L，HBsAg1∶8。食欲精神随之好转，大便每日 1～2 次，四肢温暖。上方继服 30 剂，患者无不适。复查肝功能正常，B 超示腹水（−），脾大肋下 1cm，生活能自理，并能从事日常家务。间服基本方半年后停药，随访至今无异常。

5．体会

肝硬化腹水属于中医"单腹胀"或"臌胀"范畴。初因湿热毒邪侵害肝胆，肝失疏泄，逐渐伤及脾肾，脾失运化，肾不化气，肝脉瘀阻，水湿停聚于腹，故气虚血瘀、水湿停聚是本病之基本证型。

基本方中，党参、黄芪、白术益气健脾，紫河车益肾固本，当归、白芍、枸杞、首乌滋养肝血，三七、丹参、泽兰活血化瘀，鳖甲、牡蛎咸寒软坚，二丑、椒目、防己、车前子、泽泻利水消臌。诸药合用，攻补兼施，益气养血，滋阴而不腻，利水不伤气阴，化瘀不伤好血，相辅相成，共奏扶正祛邪之效。

凡中度以上腹水患者均要严格忌盐，少量腹水者可试进低盐饮食。腹水消退并不表示肝硬化痊愈，仍应间服基本方半年以巩固疗效。患者平时应做到悦情志、忌恼怒、调饮食、低摄盐、戒房事、避风寒、防过劳，以免复发。

发表于《湖北中医杂志》1995 年 4 期

（四）慢性炎症治宗脾胃验案 4 则

关键词：慢性炎症，调理脾胃

李东垣在《脾胃论》中指出："治脾胃即所以安五脏""善治病者，惟在调和脾胃。"极言调理脾胃之重要。笔者受其影响，以调理脾胃之法治多种脏器的慢性炎症，每获良效，兹举验案 4 则于下。

1．慢性支气管炎

王某，男，60 岁，农民，1989 年 1 月 10 日初诊。

患咳喘 10 余年，时轻时重，每年冬季必发。今值初冬，宿恙举发已逾月，咳嗽频作伴喘息，晨起尤甚，咳痰量多，形寒肢冷，面黄少华，纳减脘痞，大便稀溏，舌淡，苔白润，脉细濡滑。证属脾阳不振，痰湿阻肺，肺失肃降。治用健脾化痰之法，予理中、二陈、苓桂术甘、三子养亲四汤合用：党参、白术各 15g，干姜、甘草各 6g，茯苓 20g，半夏、陈皮各 10g，桂枝、苏子、白芥子、葶苈子各 5g。服 5 剂，痰渐少，咳喘渐平，胃纳渐增，大便转干，畏寒缓解，四肢转温。继守原法随症加减，再服 30 余剂，诸症消失。后用六君子丸，调治一冬，随防至今未复发。

按：慢性支气管炎，以长期反复或持续咳嗽、咳痰，甚或气喘为主症。笔者宗"脾为生痰之源，肺为贮痰之器""治痰不理脾胃，非其治也"的理论，辨证施用培土生金法，使脾运复常，肺气通调，而咳止喘平。

2. 慢性肝炎

任某，男，35 岁，工人，1988 年 3 月 20 日初诊。

2 年前患急性黄疸型肝炎，经治好转，黄疸尽退，但右肋疼痛绵绵，精神倦怠，纳谷不香，食后腹胀，大便时干时溏，延续至今，逐渐消瘦。阅其病历，久用清热利湿及疏肝理气之剂，舌质淡，苔白，脉象弦细。证属肝郁脾虚，乃用调和肝脾之法，予逍遥散加减：白术 15g，茯苓 20g，郁金、香附、白芍、当归、党参各 10g，柴胡、甘草各 6g。服 5 剂后，临床症状明显缓解。守方随症加减服至月余，自觉无不适，复查肝功能全部正常，继予逍遥丸调治 2 个月以资巩固，随访无复发。

按：脾主运化，肝司疏泄，肝脾功能协调，以保证消化吸收功能正常，在病理上，肝与脾相互影响，脾虚肝必旺，肝旺必乘脾，二者互为因果。本病例既往治疗只限于清肝与疏肝，久治而不愈。后之治法，据《金匮要略》"见肝之病，知肝传脾，当先实脾"。疏肝与健脾兼顾，取得了满意效果。

3. 慢性肾炎

李某，男，15 岁，学生，1991 年 5 月 1 日初诊。

患慢性肾炎已三年，曾用中西药物治疗，迁延不愈。诊见：尿少，颜面四肢俱肿，以下肢为甚，按之凹陷，精神倦怠，饮食不思，大便溏薄，舌淡苔白，脉沉细。尿常规检查：蛋白（3+），血尿素氮正常，辨证属脾阳不振，土虚水泛。乃用培土制水之法，予实脾饮合补中益气汤加减：黄芪、党参、山药、白术、芡实各 15g，茯苓 20g，白茅根 30g，泽泻、车前子（包）各 10g，木香、厚朴、甘草、附片各 6g，干姜 3g。每日 1 剂，服 10 剂，水肿消，大便成形，精神好转，上方随症损益，调治 2 个月后，诸症均瘥，多次尿检正常，后予参苓白术丸巩固治疗 3 个月，停药。随访无复发。

按：本病例之水肿，主要病机是脾阳不振，土不制水。脾居中焦，乃升降之枢，土虚不能制水而水湿泛滥。大量蛋白尿，亦与脾失健运，升降失司，致精气下溢有关。张景岳指出："水惟畏土，故其制在脾。"故慢性肾炎表现脾虚见证者，运用培土制水法，最为妥善。

4. 慢性结肠炎

周某，男，45 岁，农民，1991 年 8 月 20 日初诊。

腹胀腹泻，时作时止 5 年余，每进荤食必发，泻物以稀便为主，夹有完谷，便后带黏液，曾经某医院纤维结肠镜检查，诊为过敏性结肠炎，经中西医反复多次调治，未能彻底治愈，近因亲友团聚，稍进厚味，泄泻复作，日行 7～8 次，粪检：脂肪球（2+）。刻诊：面色无华，肢倦神困，脘腹胀满。舌淡胖，苔白腻，脉濡缓。证属脾气虚弱，湿邪困中。治从培土化湿法，予平胃散、香砂六君子汤、理中汤合方加减：木香、藿香、陈皮、厚朴各 10g，党参、苍术、白术各 15g，茯苓、车前子（包）各 20g，焦山楂 30g，干姜、甘草、砂仁各 5g。服 5 剂后，脘腹胀痛全消，大便由稀转溏，日行 2～3 次。守法随证加减，再服 40 剂告愈。随访至今，虽多次进荤，未再泄泻。

按：慢性结肠炎以腹胀腹痛，肠鸣泄泻，夹有黏液或完谷不化为主症。《内经》云："脾病者，虚则胀满，肠鸣腹泄，食不化""湿胜则濡泄。"说明脾虚湿盛是本病之关键，故治以培土化湿法，取得满意效果。

发表于《山西中医》1996 年第 2 期

（五）调理脾胃法在妇科临床运用举隅

江苏省泗阳县人民医院（223700）　石志乔

江苏省泗阳县卫生职工中专学校　倪玉礼

1. 补脾益气愈崩漏

患者，女，47岁，1996年4月11日诊。思虑操劳过度，月经愆期旬日，今日晨起骤至，势如潮涌，量多如注，色鲜红渐淡，伴心悸、眩晕、肢软无力、不寐、口干、不思饮食。刻诊：面色㿠白，闭目懒言，舌淡乏津，脉沉细数，脉证合参，诊为崩中，气随血脱，急浓煎人参10g，固其元气，继以归脾汤加减补脾摄血：党参、黄芪各30g，白术、当归身、阿胶珠、炒枣仁、龙眼肉、茯神各10g，炙甘草、广木香、远志各5g，煅龙骨、煅牡蛎各20g（先煎），三七粉3g（冲服）。服1剂，暴崩止，再服5剂，漏下亦停，知饥思食，予频饮米油复其胃气，继以上方加减，连服10剂巩固之。此后，月事应期而至，随访至今未复发。

按：前人谓"思虑伤脾""劳则气耗""气虚不能摄血则崩"。因暴崩，气随血脱，故用独参汤大补元气，所谓"有形之血不能速生，无形之气所当急固也"。崩虽止而漏未停，乃脾虚不能统摄所致，缓则治其本，依程钟龄"若因思虑伤脾，不能摄血归经者，归脾汤"语，予归脾汤补脾摄血，加龙骨、牡蛎之收敛，三七之止血，澄其源而塞其流，故疗效显著。

2．益气升阳治阴挺

患者，女，31岁，1995年3月1日诊。诉其首胎难产，产后未满月即从事劳动，于劳累后感下腹重坠，觉阴中有物脱出，行走不便，腰酸背困，心悸气短，纳差便溏，10天前经某院妇检，诊为子宫脱垂，予施放子宫托治疗无效。刻下症如前述，舌淡红，苔薄白，脉沉细，诊为阴挺，中阳下陷证，治以益气升阳法，予补中益气汤加减：炙黄芪、党参各20g，焦白术、炒枳壳、升麻各10g，当归、柴胡、陈皮、甘草各6g，大枣5枚，服5剂，便溏止，纳谷增，遂停用子宫托，继服上方10剂，诸症消失，子宫脱垂告愈，继以补中益气丸调理月余善其后，至今未发。

按：因难产，损伤胞络，产后体虚，加之勉强劳力，遂致中阳下陷而阴挺，遵傅青主"气虚下陷，自宜用升提之药，以提其气"之说，用补中益气汤加味，健脾益气，升阳举陷，药证相符，果获佳效。

3．运脾燥湿除带下

患者，女，29岁，1997年6月1日诊。诉带下绵绵不止已月余，状如涕，或如水，伴纳谷不香，肢倦无力，头重身困，胸闷腹胀，口中黏腻，诊见舌体胖大，边有齿痕，舌质淡，苔白腻，脉沉细滑，此为带下，脾虚湿盛证，治以运脾燥湿法，六君子汤加减：半夏、陈皮、苍术、厚朴、鹿角霜、草果各10g，党参、茯苓各20g，甘草5g，服5剂，白带减少，各症减轻，再进10剂痊愈，继以六君子丸调服月余善其后，至今无复发。

按：傅青主曰："夫带下俱是湿症……"。缪仲淳则曰："白带多是脾虚，故健脾补气，要法也。"兼二公所长，以六君子汤补脾健运，燥湿化痰，加厚朴理气化湿，草果、鹿角霜助阳化湿，标本兼顾，共奏升阳益气，运脾燥湿除带之功。

4．健脾行水消子肿

患者，女，32岁，1997年3月21日诊。怀孕已6个月，于2个月前双足水肿，渐及下肢，肢体沉重，神疲气短，便溏。诊见面色水肿，下肢肿胀，皮薄光亮，按之凹陷，良久不起，舌质淡，苔薄白而润，治以健脾利水法，予白术散加减：焦白术20g，党参、黄芪、茯苓、扁豆各15g，大腹皮、草果、生姜皮各10g，木香、厚朴、陈皮各5g，服5剂，肿消大半，再进5剂，诸症悉除。

按：本例子肿，审其证求其因，正如《经效产宝》中说："妊娠肿满，由脏气本弱，土不克水，血散入四肢遂致肿胀，手足面目皆浮肿。"白术散加减方中：术、扁、参、芪、苓、木香、草果健脾益气，渗湿利水；陈皮、大腹皮、生姜皮以皮行皮，助脾行水，内寓气利水亦行之意，方正合拍，乃有桴鼓之应。

发表于《实用中西医结合杂志》1998年10月

（六）中西医结合治疗糖尿病性肠病20例

糖尿病性肠病是糖尿病的并发症之一，是自主神经病变中较突出的一种表现，顽固的水样腹泻或腹泻与便秘交替出现是其特征。1984年4月—1997年4月，我们用中西医结合的方法治疗糖尿病性肠病20例，报告如下。

1．病例与方法

1.1　病例：本组患者20例，男8例，女12例，年龄40～76岁，平均58岁，患糖尿病时间3～20年，平均8年，Ⅰ型糖尿病14例，

Ⅱ型糖尿病6例,从出现腹泻到接受治疗时间为3～7日,平均5日,单纯腹泻者10例,合并肾病者6例次,合并冠状动脉粥样硬化性心脏病(冠心病)者6例次,伴血压升高者4例次,伴血脂升高者8例次。

诊断标准:全部病例均符合文献[1]中糖尿病的诊断标准,且在糖尿病治疗过程中又出现顽固的、无痛性稀水样腹泻(或腹泻与便秘交替出现),每日3～5次,最多可达20余次。粪常规检查无异常,致病菌培养阴性。

1.2 治疗方法

1.2.1 中医治疗:依辨证分型[2]治疗:①脾肾阳虚型12例,证见面色㿠白,形寒肢冷,小便短少,便溏或纯下稀水,腰膝酸软,下肢水肿,口不渴,舌淡胖,苔薄白,脉沉细,方选右归饮加减以温阳止泻。处方:附子、肉桂、熟地、山萸肉、山药、杜仲、赤石脂各10g,车前子(包)、茯苓各20g,五味子6g,干姜3g。②脾虚湿盛型8例,证见形体虚胖,口不渴,便溏或泻下稀水,四肢困乏,舌淡,苔白腻,脉濡细沉。方选参苓白术散加减以健脾止泻。处方:红参5g,茯苓20g,白术、陈皮、山药、薏苡仁、厚朴各10g,扁豆30g,甘草3g,车前子15g(包),砂仁3g。湿郁化热者加葛根10g,茵陈30g。以上汤剂均每日1剂,水煎服。

1.2.2 西医治疗:主要是治疗原发病,控制血糖在正常范围。采用联合用药:优降糖5mg,餐前口服,每日3次;二甲双胍0.5g,餐中口服,每日2次,或使用胰岛素等(剂量随血、尿糖的水平而调整)。

2. 治疗结果

全部病例均获临床治愈,腹泻停止时间为服药后2～7日,平均为3日。

3. 讨论

糖尿病患者腹泻的发病机制主要是自主神经病变,糖尿病的自主神经病变以肠病表现者可高达10%[3],治疗本病若滥用抗生素,易使消化道菌群失调,并使自主神经功能更加紊乱,若使用止泻药,虽可取效一时,但常常是停药即发,不能持久,用中医辨证施治,加上用西药有效地控制血糖,则疗效肯定且较持久。

本组20例糖尿病性肠病中,脾肾阳虚型12例,脾虚湿盛型8例,可见本病的病理基础是脾气虚弱，脾虚运化失司，则水湿内停，湿为阴邪，易伤阳气，糖尿病本身的阴虚亦可损及阳气，均使脾肾阳虚而腹泻。右归饮加减方中附子、肉桂、干姜、山萸肉、杜仲温补脾肾之阳，去除病因；熟地、山药养血滋阴以治本；五味子、赤石脂收敛，涩肠止泻；车前子、茯苓渗湿利水，利尿亦可止泻。此方标本兼顾，疗效较佳。参苓白术散加减方中红参、白术、扁豆、山药、甘草健脾益气，陈皮、厚朴、砂仁燥湿健脾，茯苓、薏苡仁、车前子渗湿健脾，亦为标本兼顾之方，效果亦佳。应用时需注意，腹泻一旦停止，应停用温阳药，以防伤阴之弊。

优降糖有强大的刺激胰岛 β 细胞分泌胰岛素的作用，并在胰岛素协同下直接作用于肝，抑制糖原异生。二甲双胍则能使分泌的胰岛素作用加强，并能使葡萄糖在肠内吸收变慢。故两药联合应用，疗效满意，且用胰岛素治疗的患者，加用二甲双胍后可逐渐减少胰岛素的用量。

4．参考文献

[1] 季祥武，董砚虎，王善言等．内科疾病诊断标准．青岛：青岛出版社，1991：174-175.

[2] 刘新民，白耀，伍汉文等．实用内分泌学．北京：人民军医出版社，1986:189.

[3] 上海中医学院．内科学．下册．上海：上海科学技术出版社，1980:437.

发表于《中西医结合实用临床急救》1998 年 10 月

（七）临证心法胃病歌诀释义

[摘要] 胃病是临床常见病、多发病。概括胃的生理、病理、病因、病状和辨证施治，以诗的形式表达，朗朗上口，好学易记。在临诊胃疾时，心中默念其中片断，既作温习，又得参考，常能迅速而又准确地诊断，立法，处方，并获得良好疗效。为便于理解，又将歌诀释义。相信本文对中医临床工作者和中医院校学者们有所裨益。

[关键词] 胃病证治；歌诀；释义

胃病歌诀：

生化之源仓廪官，水谷之海本后天，体阳用阴宜通降。受纳腐熟磨膳纤，
喜润恶燥多气血，清升浊降三脘间。发病之因须细别，寒热气血食湿偏，
情志起居或劳倦，幽门杆菌也常兼。痞胀疼嘈吞吐嗳，食管反流胃下艰。
肝气犯胃脘胁胀，柴胡疏肝疏和先。胃寒冷痛绵绵剧，厚朴温中良附餐，
寒呕藿香正气散，若是呕酸姜夏添。热证吐酸左金丸，呕苦温胆入黄连，
胃热善饥食即吐，饮冷龈糜玉女煎，胃中积热吐酸臭，竹茹清热降浊安。
寒热互结心下痞，半夏泻心加减蠲。阴弱虽饥不欲食，脘痞舌红益胃餐。
食滞胀疼嗳吐腐，矢气酸臭保和拈。脾胃虚寒喜温按，黄芪建中汤甚甜，
脾虚呕吐六君子，阴虚呕吐麦冬担。虚寒反胃吐宿食，丁蔻理中温降填。
痰浊中阻吐痰浊，导痰和胃降痰涎。瘀血见血或包块，膈下逐瘀能化坚。
久病入络病属重，诸邪挟湿易缠绵，肠化增生幽杆菌，实虚寒热纠其偏，
过用寒凉伤胃气，未病防癌记心田。自然疗法多参考，敷推濯足灸针砭。
饮食起居习惯好，和谐喜乐得延年。

分段释义：

[歌诀] 生化之源仓廪官，水谷之海本后天，体阳用阴宜通降。受
纳腐熟磨膳纤，喜润恶燥多气血，清升浊降三脘间。

[释义] 胃乃气血生化之源，号仓廪之官，又称水谷之海，是后天
之本。胃（腑）体属阳，胃（津）用属阴，胃属六腑之一，喜通降，胃
能正常通降，才有纳谷、腐熟、磨细膳食纤维之能力，正如叶天士所
云："脾宜升则健，胃以降则和。"胃喜润恶燥，多气多血，正如喻家言
所说："人虽一胃，而有三脘之分，上脘象天，清阳居多，下脘象地，
浊阴居多，而其能升清降浊者，全赖中脘之运用。"

[歌诀] 发病之因须细别，寒热气血食湿偏，情志起居或劳倦，幽
门杆菌也常兼。

[释义] 胃病的发病之因各有不同，有寒、热、气、血、食、湿
之偏，亦有情志因素，起居失常或劳倦所致，幽门杆菌感染也常兼而
有之。

[歌诀] 痞胀疼嘈吞吐嗳，食管反流胃下艰。

[释义] 胃病的症状有：痞满、胀、疼痛、嘈杂、吞酸、吐酸、嗳
气等。其中食管反流者，系胃与食管同病。胃下系指胃的下部，相当于

幽门管处，艰即艰难、不通畅之意。胃下艰即胃的下管不利，胃排空障碍，以致胃下垂。

[歌诀] 肝气犯胃脘胁胀，柴胡疏肝疏和先。

[释义] 肝气犯胃者，主症是胃脘胁肋胀满疼痛，这种病证用柴胡疏肝散疏肝和胃为先（柴胡疏肝散：柴胡、陈皮、川芎、香附、枳壳、芍药、甘草）。

[歌诀] 胃寒冷痛绵绵剧，厚朴温中良附餐，寒呕藿香正气散，若是呕酸姜夏添。

[释义] 胃寒证，以胃脘冷痛为特征，轻则绵绵不已，重则拘急剧痛，遇寒加剧，得温则减，可服厚朴温中汤和良附丸（厚朴温中汤：厚朴、陈皮、甘草、茯苓、草豆蔻仁、木香、干姜；良附丸：高良姜、香附）。胃寒呕吐者，藿香正气散可治，若呕酸，再添干姜、半夏（藿香正气散：大腹皮、紫苏、白芷、茯苓、半夏曲、白术、陈皮、厚朴、桔梗、藿香、甘草）。

[歌诀] 热证吐酸左金丸，呕苦温胆入黄连，胃热善饥食即吐，饮冷龈糜玉女煎，胃中积热吐酸臭，竹茹清热降浊安。

[释义] 吐酸属胃热，因肝胆火逆者，常见心下烦、口苦咽干，治宜清泄肝火、苦辛通降，以左金丸（黄连、吴萸）为主方；热性呕吐，来势急迫有力，口苦或吐物酸臭、口干烦躁，治宜清热止呕，以黄连温胆汤加减为治（黄连温胆汤：半夏、竹茹、枳实、陈皮、茯苓、甘草、黄连）；胃热证，常见消谷善饥或食入即吐、渴喜饮冷，或见牙龈肿痛糜烂、齿衄、口臭、便秘等症状，治以玉女煎为代表方（玉女煎：石膏、熟地、麦冬、知母、牛膝）；因胃中积热，致食后脘腹胀满、朝食暮吐、吐宿食或酸臭之物、便秘、尿黄、心烦口渴者，治宜清胃泄热、和胃降逆，竹茹汤服之即安（竹茹汤：竹茹、半夏、干姜、甘草、生姜、大枣）。

[歌诀] 寒热互结心下痞，半夏泻心加减蠲。

[释义] 寒热互结心下（即胃脘）而致胃气不利，心下痞满不痛，干呕或呕吐，肠鸣下利者，用半夏泻心汤加减即可蠲除（半夏泻心汤：半夏、黄芩、黄连、甘草、大枣、干姜）。

[歌诀] 阴弱虽饥不欲食，脘痞舌红益胃餐。

[释义] 胃阴虚者，以饥不欲食，脘痞灼痛，嘈杂，便秘兼舌红少津的阴虚证为特征，法宜养阴益胃，益胃汤可餐（益胃汤：沙参、麦冬、生地、玉竹、冰糖）。

[歌诀] 食滞胀疼嗳吐腐，矢气酸臭保和拈。

[释义] 食滞胃脘者，有过食史，胃脘胀闷疼痛、嗳腐吞酸或吐酸腐，或矢气酸臭，保和丸可以随手拈去（保和丸：神曲、山楂、半夏、茯苓、连翘、陈皮、莱菔子）。

[歌诀] 脾胃虚寒喜温按，黄芪建中汤甚甜；脾虚呕吐六君子；阴虚呕吐麦冬担。

[释义] 脾胃虚寒者，胃脘隐痛，喜温喜按，泛吐清水，纳差，便溏，治宜温中健脾，主方黄芪建中汤，该方甚甜，甘能补中也（黄芪建中汤：黄芪、芍药、桂枝、炙甘草、生姜、大枣、饴糖）。脾虚呕吐者，起病缓慢，病程较长，稍不慎即呕吐，伴纳差，腹胀，面色萎黄，便溏，神疲，喜温怕冷。治宜健脾温中止呕，主方六君子汤（六君子汤：党参、白术、茯苓、炙甘草、半夏、陈皮）。阴虚呕吐者，呕吐反复发作，或干呕无物，口燥咽干，饥不思食，舌红少苔，脉细数。治宜滋阴养胃止呕，麦门冬汤可以担当（麦门冬汤：麦冬、半夏、人参、甘草、粳米、大枣）。

[歌诀] 虚寒反胃吐宿食，丁蔻理中温降填。痰浊中阻吐痰浊，导痰和胃降痰涎。瘀血见血或包块，膈下逐瘀能化坚。

[释义] 脾胃虚寒型反胃，朝食暮吐，暮食朝吐，吐出宿食不化及清稀水液，便溏，神疲，手足不温，面色青白，舌淡苔白，脉细弱，治以丁蔻理中汤，该方有温胃，降逆，补中之功，填即填补，补虚之义（丁蔻理中汤：理中汤加丁香、白蔻仁）。痰浊中阻型反胃，脘腹胀满，朝食暮吐，暮食朝吐，吐出宿食不化，尤以或稀或稠之痰涎水饮为著，或吐白沫，眩晕，心下悸，治用导痰汤以涤痰化浊，和胃降逆（导痰汤：半夏、南星、枳实、茯苓、橘红、甘草、生姜）。瘀血积结型反胃，可见上腹积块，质硬，推之不移，朝食暮吐，暮食朝吐，吐出宿食不化或吐黄沫，或吐褐色浊液，或吐血，便血，上腹胀满刺痛拒按。用膈下逐瘀汤治之，有活血祛瘀，和胃降逆之功（膈下逐瘀汤：五灵脂、当归、川芎、桃仁、丹皮、赤芍、乌药、元胡、甘草、香附、红花、枳

壳）。

[歌诀] 久病入络病属重，诸邪挟湿易缠绵，肠化增生幽杆菌，实虚寒热纠其偏，过用寒凉伤胃气，未病防癌记心田。自然疗法多参考，敷推濯足灸针砭。饮食起居习惯好，和谐喜乐得延年。

[释义] 久病入络者，病属加重；诸邪挟湿之证都是缠绵难愈的；对伴幽门螺杆菌感染者，或伴胃黏膜肠上皮化生或不典型增生者不必害怕，依辨证纠其虚实寒热之偏仍然有效；不可过用寒凉，以免损伤胃气；治未病和防癌变思想要牢记心田；其他自然疗法应多加参考应用，如外敷法、推拿术、濯足方、针灸等。还要注意饮食起居要有规律，要有良好的习惯，并要有和谐的人际关系。常常保持喜乐的心情，喜乐的心情乃是良药，如是，必得益寿延年。

歌诀发表于《光明中医》2013 年 8 月第 8 期